CORPO E AYURVEDA

Dados Internacionais de Catalogação na Publicação (CIP)
(Câmara Brasileira do Livro, SP, Brasil)

Marino, Maria Inês
  Corpo e ayurveda : fundamentos ayurvédicos para terapias manuais e de movimento / Maria Inês Marino e Walkyria Giusti Dambry. – São Paulo : Summus, 2012.

  Bibliografia
  ISBN 978-85-323-0801-6

  1. Estrutura corporal - Análise 2. Massagem 3. Medicina alternativa 4. Medicina ayurvédica 5. Medicina - Índia 6. Saúde - Promoção 7. Sistemas terapêuticos I. Dambry, Walkyria Giusti. II. Título.

12-08918   CDD-615.53

Índices para catálogo sistemático:

1. Medicina ayurvédica : Medicina alternativa 615.53
2. Medicina védica : Medicina alternativa 615.53

www.summus.com.br

Compre em lugar de fotocopiar.
Cada real que você dá por um livro recompensa seus autores
e os convida a produzir mais sobre o tema;
incentiva seus editores a encomendar, traduzir e publicar
outras obras sobre o assunto;
e paga aos livreiros por estocar e levar até você livros
para a sua informação e o seu entretenimento.
Cada real que você dá pela fotocópia não autorizada de um livro
financia o crime
e ajuda a matar a produção intelectual de seu país.

Maria Inês Marino e Walkyria Giusti Dambry

CORPO E AYURVEDA

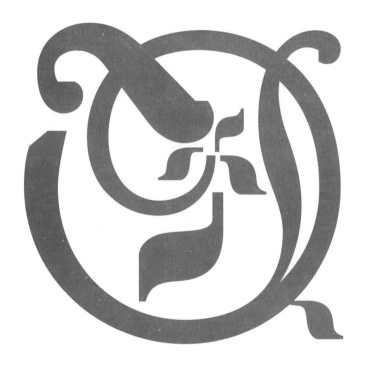

Fundamentos ayurvédicos para terapias
manuais e de movimento

summus
editorial

CORPO E AYURVEDA
Fundamentos ayurvédicos para terapias manuais e de movimento
Copyright © 2012 by Maria Inês Marino e Walkyria Giusti Dambry
Direitos desta edição reservados por Summus Editorial

Editora executiva: **Soraia Bini Cury**
Editora assistente: **Salete Del Guerra**
Capa: **Alberto Mateus**
Projeto gráfico e diagramação: **Crayon Editorial**
Ilustrações: **Letícia de Morais Aquino (Capítulos 2, 3, 5, 7, 8)
e Waldir Giusti (Capítulo 6)**
Impressão: **Sumago Gráfica Editorial**

Summus Editorial
Departamento editorial
Rua Itapicuru, 613 – 7º andar
05006-000 – São Paulo – SP
Fone: (11) 3872-3322
Fax: (11) 3872-7476
http://www.summus.com.br
e-mail: summus@summus.com.br

Atendimento ao consumidor
Summus Editorial
Fone: (11) 3865-9890

Vendas por atacado
Fone: (11) 3873-8638
Fax: (11) 3873-7085
e-mail: vendas@summus.com.br

Impresso no Brasil

Àqueles que trazem alegria a muitos momentos da minha vida:
› minha amada afilhada Anna Luísa;
› meus queridos sobrinhos Graça Maria e Antonio Carlos, Isadora, Danilo, Lorena, Filipe, Thiago, Juliana, Nicholas, Thales e Maithê.

MARIA INÊS MARINO

À minha família, base e estrutura.
Aos que partilham e respeitam meu trabalho.
E àqueles que têm coração aberto para aceitar novos pensamentos.

WALKYRIA DAMBRY

NOSSOS AGRADECIMENTOS

A todos os que sempre acreditaram no nosso trabalho.
E a Deus, pela criatividade e força para a conclusão desse livro.

SUMÁRIO

Prefácio › 11

CAPÍTULO 1 **Pensar ayurvédico** › 13
Introdução › 14
Pensar ayurvédico › 15

CAPÍTULO 2 **Princípios da ayurveda** › 17
Os cinco elementos › 20
Os cinco elementos e os cinco sentidos › 22
Os cinco elementos e o corpo › 24
Doshas › 25
Prakriti e *vikriti* › 29

CAPÍTULO 3 **Ayurveda e saúde** › 33
Agni e *ama* › 34
Malas › 35
Dhatus – Os sete tecidos › 36
Dhatus › 37
Dor › 40
Doshas – sinais, sintomas e patologias mais frequentes › 41

CAPÍTULO 4 **Análise diagnóstica pelo corpo segundo
os fundamentos da ayurveda** › 43
Características *dôshicas* na estrutura corporal › 46
Os *doshas* e seus desequilíbrios estruturais no corpo › 47
Análise diagnóstica pelo corpo › 48
Análise do comportamento postural › 52
Análise da atitude corporal › 55

CAPÍTULO 5 **Fundamentos da terapia corporal segundo a ayurveda** › 59
Fáscia › 60
Pele › 61

Terapia manual › 64
Aromaterapia e ayurveda › 68
Cores e sons na ayurveda › 73

CAPÍTULO 6 **Marmaterapia** › 77
Os *marmas* e os chacras › 79
Prana › 80
Os *marmas* e os cinco elementos › 81
Classificação dos *marmas* › 82
Os *marmas* e os *doshas* › 83
Óleos e aromas na marmaterapia › 85
Os pontos *marma* › 86

CAPÍTULO 7 **A técnica da massagem ayurvédica** › 113
Indicações e cuidados na massagem ayurvédica › 114
Reações e efeitos da massagem ayurvédica › 115
Preparação para a massagem ayurvédica › 115
Roteiro para massagem ayurvédica › 117
Roteiro das manipulações e manobras › 118
Roteiro da técnica › 120

CAPÍTULO 8 **Ayurveda para a saúde** › 163
Reestruturação do gesto e da postura › 164
Exercício terapêutico e os *doshas* › 165
Estilo de vida › 167
Práticas do bem viver para todos os *doshas* › 168
Práticas do bem viver para cada *dosha* › 173

CAPÍTULO 9 **Casos clínicos** › 179
Caso 1 › 180
Caso 2 › 180
Caso 3 › 181
Caso 4 › 183
Caso 5 › 185

Referências bibliográficas › 187

PREFÁCIO

Corpo e ayurveda é um livro sobre os preceitos da medicina tradicional indiana, analisados por Maria Inês Marino e Walkyria Giusti Dambry e aplicados a técnicas de tratamento do corpo e da postura.

Com base nos cinco elementos da natureza inseridos nos três tipos constitucionais dos *doshas vata*, *pitta* e *kapha* – que estão relacionados aos cinco sentidos, como tato, audição e linguagem, paladar e olfato, e às diferentes formas de expressão do ser humano, como querer, pensar e sentir, respectivamente –, podem-se identificar perfis de comportamentos e de posturas corporais.

O leitor, então, é levado a entender o processo de digestão e metabolismo (*agni*), que permite um bom aporte aos tecidos (*dhatus*), e a eliminação das secreções e excrementos (*mala*), que, se não for feita de maneira adequada, acumula resíduos (*ama*). Aprende, além disso, a reconhecer e a manusear os pontos *marma*, que são usados para o tratamento do desequilíbrio dos *doshas*.

As autoras abordam, em detalhe, a readequação postural de cada tipo de *dosha* e a técnica de massagem ayurvédica ideal que deve ser utilizada para cada caso.

Recomendo a leitura cuidadosa do livro, que deve ser consultado sempre que necessário, pois é uma nova abordagem do olhar e reconhecimento de formas de expressão e, principalmente, de tratamentos corporais baseados na totalidade dos indivíduos.

Boa leitura!

GISELE MARIA MARINO TOTARO
Médica dermatologista e antroposófica

CAPÍTULO 1

PENSAR AYURVÉDICO

INTRODUÇÃO

Nas últimas décadas, as terapêuticas de saúde têm se voltado para métodos e técnicas holísticas e globais que tratam o indivíduo como um todo, reconhecendo que o corpo humano é indissociável e funciona como um mecanismo conjunto.

Hoje, as terapias corporais abarcam questões muito mais abrangentes dentro de um tratamento corporal do que há algum tempo. Com as diversas técnicas globalistas, os terapeutas agora têm nas mãos recursos variados para alcançar resultados de tratamento cada vez mais efetivos e duradouros, recursos estes que buscam a origem de processos de desorganização corporal que levam à instalação de quadros álgicos e/ou limitações articulares.

Os terapeutas estão cada vez mais interessados em buscar conhecimentos que colaborem para a solução de detalhes, dentro da rotina terapêutica. Por isso, devem compreender com largueza de saberes o complexo funcionamento do corpo humano e a maneira como ele se expressa. Certamente, essa é a chave para que o profissional se aperfeiçoe e se diferencie dos demais.

A fim de atender a tais necessidades foi desenvolvido um trabalho inédito baseado nos fundamentos da ayurveda e no profundo conhecimento da visão globalista de tratamento corporal. Esse conhecimento, associado à larga experiência profissional, possibilitou a criação de uma rica ferramenta de análise do indivíduo no seu aspecto físico e comportamental, que está apresentada neste livro.

O sistema diagnóstico do corpo desenvolvido aqui envolve a *análise do comportamento postural* e da *atitude corporal* tanto do ponto de vista estático como do dinâmico. Tal sistema engloba desde a observação precisa e detalhada da dinâmica do gesto até a leitura da marcha sob o ponto de vista *dôshico*.

Esse novo conceito de sistema diagnóstico, associado ao reconhecimento das adaptações às fases da vida, heranças genéticas e fatores ambientais, conduz a um novo conceito de saúde. Dessa forma, as terapêuticas corporais e manuais se tornam um recurso rico e essencial para a obtenção de resultados cada vez melhores.

PENSAR AYURVÉDICO

Os TRATAMENTOS CORPORAIS muitas vezes são longos, a frequência é regular e o toque manual se constitui em sua ferramenta básica. Esse toque dá o tom de intimidade ao tratamento, o que demanda responsabilidade extra do profissional, que precisa ter preparo e suporte devido ao contato tão próximo com o indivíduo.

O toque manual empregado vai além dos limites físicos, chegando ao contato com a expressão corporal de questões profundas da mente e da emoção do cliente. Esse toque deve ser, portanto, uma forma importante de leitura de aspectos sutis, que envolvem a representação de uma imagem postural.

Uma vez que se conhece como acontecem os mecanismos corporais, pode-se ter uma abordagem terapêutica mais incisiva em relação ao indivíduo, criando uma linguagem comum entre terapeuta e cliente.

Para que essa linguagem possa surgir, é preciso que se desenvolva uma leitura específica, uma maneira própria de raciocinar sobre os dados que coletamos rotineiramente, o que chamamos de *pensar ayurvédico*.

Essa linha de análise proporciona uma riqueza de informações e possibilita ao terapeuta direcionar seu tratamento; mas, por outro lado, obriga-o a buscar soluções terapêuticas múltiplas, o que o torna um generalista com especializações e não um especialista em uma só técnica ou método. Não é possível tratar todos com uma única medida.

Tomando-se como exemplo o tratamento de uma lombalgia, independentemente da técnica aplicada, em tese existem bons recursos para solucioná-la. Porém, muitas vezes, ela pode ser resistente ao tratamento, envolvendo mais retrações persistentes, ou apresentar muitas recidivas, mesmo tendo oferecido um bom trabalho de cadeias musculares.

Num quadro de dor articular, talvez a crioterapia alivie o sintoma álgico em um cliente e intensifique o quadro em outro.

O que caracteriza tais reações é exatamente a diferença indiscutível entre um indivíduo e outro – *a diferença que faz diferença*.

CORPO E AYURVEDA

O foco principal da ayurveda é o bem-estar, que envolve equilíbrio da saúde física e mental, tranquilidade, harmonia nas relações pessoais, de trabalho, familiares e com o meio ambiente; e, acima de tudo, o estado que leva o indivíduo ao encontro da felicidade.

Para conquistar o bem-estar, pelo princípio ayurveda, o indivíduo deve estar o mais próximo possível de sua natureza básica, seu *dosha*, pois o distanciamento desta traz desequilíbrio e conduz à doença.

O terapeuta que emprega o pensar ayurvédico avalia o programa e trata seu cliente visando deixá-lo sem sintomas e munido de organização postural e gestual, o mais harmônico possível com sua natureza básica. Isso pode ser alcançado independentemente das técnicas, dos métodos ou dos recursos terapêuticos utilizados.

Este capítulo trata da aplicação dos princípios da medicina tradicional indiana, ayurveda, na rotina de trabalho da fisioterapia e das terapias corporais.

PALAVRAS-CHAVE
Ayurveda
Pensar ayurvédico

CAPÍTULO 2

PRINCÍPIOS DA AYURVEDA

A medicina ayurvédica é um antigo sistema de tratamento da saúde, provavelmente a mais antiga das medicinas. Seus primeiros registros constam no *Livro dos Vedas*, que guarda todo o conhecimento da doutrina sagrada da Índia Antiga, além de ser um dos mais remotos relatos do conhecimento humano.

A ayurveda é vivenciada há mais de cinco mil anos, mas seu registro concreto, como ciência médica, está relatado num célebre texto sânscrito chamado *Charaka Samhita*, do século II, de autoria do médico Charaka, que segundo a lenda teria sido inspirado diretamente pela divindade *Brahma*.

O *Charaka Samhita* é composto por 120 capítulos e 12 mil verbetes (pequenos poemas) que descrevem a prática ayurvédica e seus princípios. Nele, Charaka cita com muita propriedade as seis virtudes do terapeuta eficaz:

> Conhecimento.
> Espírito analítico e lógico.
> Habilidade.
> Memória.
> Adaptabilidade.
> Senso prático.

Essa é a base e a essência da ayurveda, que não se constitui em um sistema empírico de medicina, mas em uma prática que foi sendo validada ao longo de milhares de anos e ainda surpreende pelos seus resultados e pela visão abrangente e holística do ser humano.

A tendência da medicina ocidental moderna é a valorização dos aspectos mais sutis do comportamento e da mente humana, e esse é o alicerce fundamental da medicina ayurvédica.

☙❧

Ayurveda é uma palavra de origem sânscrita, junção de "*ayur*" (*ayu* ou *ayus*), que significa "vida", e "*veda*", que se traduz por "conhecimento". Ayurveda é, portanto, o "conhecimento da vida".

CAPÍTULO 2 **Princípios da ayurveda**

As bases da ayurveda são extraídas dos ensinamentos de uma filosofia dos primórdios da Índia, de um período pré-budista, chamado *Samkhya*, que com linguagem simples apresenta um estudo profundo sobre a relação do homem com o mundo, suas emoções, seus processos de raciocínio e uma análise de seus instintos e impulsos básicos (sobrevivência, sexo etc.).

A *Samkhya* tem uma visão tão abrangente e clara da vida e do homem que seus ensinamentos se tornaram base não só para a ayurveda, mas também para o taoismo chinês, o tantrismo tibetano, a ioga, a psicanálise (principalmente a de Jung), a antroposofia de Steiner, a bioenergia de Reich, entre outros.

Para a ayurveda, os princípios físicos, comportamentais e mentais constroem a natureza do indivíduo. Segundo ela, dois aspectos fundamentais sustentam a vida: *purusha*, o princípio essencial ou consciência superior; e *prakriti*, a natureza material, física.

A união de *purusha* e *prakriti* produz todas as coisas.

Prakriti, a natureza física, tem três qualidades ou atributos mentais, também chamados de *gunas*.

> **SATVA** Matéria sutil, leve e fluida ligada ao ato de evoluir, avançar e progredir. É a consciência e a inteligência.
>
> **RAJAS** Matéria intermediária associada à energia mental racional e à impulsividade. É a emoção e a ação.
>
> **TAMAS** Matéria densa e pesada relacionada ao ato de resistir, regredir. É a resistência e a inércia.

Gunas são impulsos fundamentais da natureza e influenciam tudo que é vivente, atribuindo-lhes características próprias segundo sua essência (*satva*, *rajas* ou *tamas*). Tudo que é ou não vivente, elemento material, visível ou não, traz em si uma dessas características (*gunas*) de *prakriti*.

Na ayurveda, a filosofia da criação trata de aspectos da existência que vão além dos nossos domínios físicos.

Do "ego essencial", *ahamkara*, nasce uma dupla criação: *satva*, que compreende o mundo subjetivo, sendo capaz de perceber e manipular a matéria; e *tamas*, o mundo objetivo dos cinco elementos. *Rajas,* que é a força de energia do movimento, coloca em contato os dois mundos, subjetivo e objetivo.

O mundo subjetivo, *satva*, compreende o corpo sutil, que é o espírito e o potencial dos cinco órgãos dos sentidos, os quais permitem entender, perceber, ver, degustar e sentir; e dos cinco órgãos de ação, que possibilitam falar, tocar, mover-se, excretar e procriar.

O mundo objetivo de *tamas é composto por audição, tato, visão, gustação e olfato, ou seja, os cinco elementos sutis que geram os elementos densos: éter, ar, fogo, água e terra.*

OS CINCO ELEMENTOS

NA AYURVEDA, os cinco elementos – éter, ar, fogo, água e terra – representam cinco estados ou qualidades de energia ou matéria. Esses elementos estão presentes em todas as coisas em variadas proporções.

Eles fazem parte da dinâmica da criação e são constantemente mutantes e interativos. Uma mudança que intervém em um elemento atinge todos os outros.

› Éter é o elemento sutil, não perceptivo, que se distribui no espaço permeando todos os outros elementos.
› O elemento ar é gasoso e impalpável; leve, claro, seco e dispersivo.
› O elemento fogo expressa mudança e transformação. É quente, ressecante e apresenta movimento ascendente.
› O elemento água não tem forma própria, é líquido, frio e seu movimento é descendente.
› O elemento terra é sólido, pesado, denso, levando à estabilidade e à estrutura.

CAPÍTULO 2 **Princípios da ayurveda**

Todos os seres vivos são combinações desses cinco elementos. Conforme a variação e a evolução desses elementos tem-se o corpo orgânico vivo – desde o reino vegetal e animal, incluindo o homem, até as substâncias inorgânicas contidas no reino mineral.

> Toda matéria, portanto, nasce destes cinco elementos; mas, por outro lado, os cinco elementos básicos estão contidos em toda matéria, a água nos dá o exemplo clássico. O estado sólido da água, o gelo, é uma apresentação do elemento terra. O calor, fogo, latente no gelo, o faz derreter, trazendo o elemento ÁGUA, que eventualmente se transforma em vapor, manifestando assim o elemento ar, que desaparece no espaço, manifestação do elemento éter.
>
> Dr. Vassant Lad

Os cinco elementos não podem ser vistos ou medidos, expressam conhecimentos pelas qualidades da matéria que se experimenta no cotidiano da vida física, mental e emocional. Eles se apresentam no que se toca e se vê, assim como no pensar e sentir. O recurso utilizado pelo corpo físico para manter a ligação e o entendimento com o universo se dá pelos cinco sentidos.

O universo é a expressão dos cinco elementos.

Os cinco elementos estão presentes na célula, mas o elemento terra predomina, dando à célula sua estrutura. O elemento água predomina no citoplasma, o líquido contido dentro da célula. O processo metabólico regulador da célula é principalmente governado pelo elemento fogo. O elemento ar está presente no núcleo celular. O espaço ocupado pela célula representa o elemento éter.

Do ponto de vista terapêutico, uma forma precisa e efetiva de conhecer o indivíduo baseia-se na compreensão da interação dos cinco elementos na sua estrutura física e psíquica.

A leitura das doenças e/ou manifestações de sinais e sintomas físicos, mentais e emocionais faz-se pelo entendimento desses elementos, no processo do indivíduo, naquele momento.

Os cinco elementos são a ligação para a constante interação com o universo. Isso faz compreender que todo o universo parte de uma única essência.

FIGURA 1 **Os cinco elementos.**

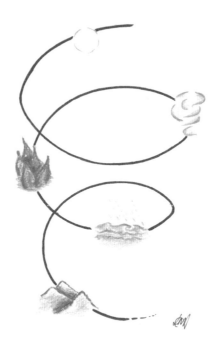

OS CINCO ELEMENTOS E OS CINCO SENTIDOS

Quando se ouve uma música especial, tem-se a chance de reviver certo momento. Ao pensar num alimento de que se gosta, consegue-se sentir seu aroma e sabor. Ao se observar uma pintura, pode-se perceber o sentimento do artista.

Essas atitudes mostram que é por meio dos sentidos que se interage com o mundo. Assim, para o indivíduo ter contato com ele mesmo precisa estar atento a suas sensações.

Os cinco elementos estão relacionados, por meio dos cinco sentidos, às ações que se expressam pelas funções dos órgãos sensoriais.

A audição, o tato, a visão, a gustação e o olfato relacionam-se respectivamente aos elementos éter, ar, fogo, água e terra.

Pelo elemento éter transmite-se o som e, assim, este se relaciona com a função do ouvido. O órgão auditivo manifesta-se pela fala criando o som humano.

O ar relaciona-se com o sentido do tato, tendo a pele como órgão sensorial e a mão como órgão de ação. A mão tem a pele extremamente sensível e é responsável pelas ações de dar, receber e segurar.

O elemento fogo manifesta-se como luz, calor e cor, relacionando-se com a visão. Os olhos, órgãos da visão, dirigem a ação de caminhar e, dessa forma, têm relação com os pés.

A água relaciona-se com a gustação. A língua é o órgão sensorial da gustação, ou seja, sem água a língua não saboreia. Na ayurveda, considera-se que o sistema orofacial e o sistema perineal funcionam de forma similar e interligada. A organização tônico-funcional do sistema orofacial só existe se houver a mesma organização no sistema perineal. A ação do elemento água é fundamental para dar início ao processo digestivo, assim como gera um meio favorável à reprodução.

O elemento terra relaciona-se ao olfato e seu órgão sensorial é o nariz. Sua função está ligada à excreção intestinal.

Elemento	Órgão sensorial	Órgão motor	Função
Éter	Ouvido	Cordas vocais	Falar
Ar	Pele	Mãos	Preensão
Fogo	Olhos	Pés	Caminhar
Água	Língua	Genitália	Reprodução
Terra	Nariz	Intestino	Excreção

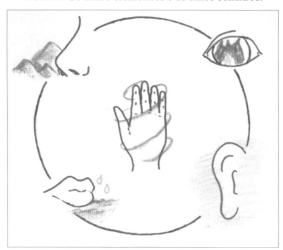

FIGURA 2 **Os cinco elementos e os cinco sentidos.**

Em outra abordagem, podem-se classificar os sentidos como os do "querer", os do "sentir" e os do "pensar". Os sentidos do *querer* estão ligados ao tato, ao movimento e ao equilíbrio; os do *sentir*, ao paladar, olfato e visão; e os do *pensar* têm relação com a audição, a linguagem e pensamento.

OS CINCO ELEMENTOS E O CORPO

A **COORDENAÇÃO** e a harmonia do movimento são expressadas pelo gesto, que é a expressão corporal final da interação dos cinco elementos. Estes organizam-se em equilíbrio, em determinadas proporções e em cada segmento corporal para a execução do gesto.

A integração dos elementos terra e água sustenta as estruturas corporais, que, pelos processos metabólicos manifestados pelos elementos fogo e água, possibilitam todo o mecanismo corporal que ocorre pelos elementos ar e éter.

O elemento éter é o gerador dos outros elementos, pois está presente na função cerebral.

Dessa harmonia corpo-mente manifesta-se a atitude corporal e a dinâmica do gesto.

DOSHAS

A constituição básica de cada indivíduo, *prakriti*, é determinada na concepção. Quando espermatozoide e óvulo se unem, a constituição do indivíduo é determinada graças às permutações e combinações dos elementos éter, ar, fogo, água e terra no corpo dos pais.

Cada *dosha* é resultante da combinação de dois elementos, sendo um deles dominante. Todo indivíduo, na sua constituição, tem os três *doshas* em proporções diferentes. Há um sem-número de combinações com variadas proporções entre os *doshas*. Isso caracteriza a individualidade de cada um. Além disso, deve-se considerar que essas proporções variam também em relação aos elementos que compõem os *doshas*.

Por exemplo, dois indivíduos *kapha-pitta* são diferentes tanto na proporção de cada *dosha* quanto de cada elemento que os compõe.

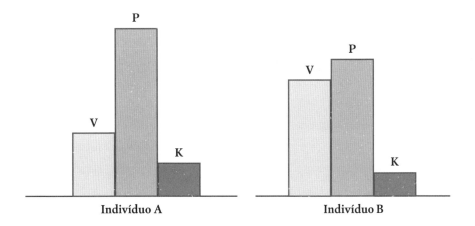

FIGURA 3 **Indivíduos *A* e *B*.**

Existem vários tipos de pessoas, cada uma com sua individualidade, com respostas e/ou reações, tanto físicas como comportamentais, diferentes ante cada situação.

Observa-se que para cada emoção ou reação tem-se uma alteração ou resposta correspondente no corpo. A resposta física do estresse é um exemplo da interligação mente e corpo; uma questão mental/emocional desencadeia reações físicas, como liberação de adrenalina no sangue, contração muscular, alteração no ritmo respiratório etc.

Segundo a ayurveda, é nesse ponto de intercâmbio mente-corpo, onde pensamentos ou sentimentos se transformam em respostas físicas, que se encontram os três princípios operacionais do indivíduo: os *doshas vata, pitta* e *kapha*.

Tais *doshas* são as forças fisiológicas que governam as atividades biomotora, metabólica e de organização funcional. Cada um deles expressa características anatômicas, fisiológicas e comportamentais no indivíduo.

Por intermédio dos *doshas* a mente dialoga com o corpo; portanto, seu desequilíbrio pode ser o primeiro sinal de que estão em desarmonia. Esse é o princípio do mecanismo das doenças segundo a ayurveda.

O conhecimento da constituição *dôshica* do indivíduo permite reconhecer as tendências a desequilíbrios característicos de doenças às quais ele é suscetível. O *dosha* predominante dessa constituição é o que tende a ter o maior aumento. Tal aumento caracteriza a predisposição a doenças associadas a esse *dosha*. Por exemplo, um indivíduo *vata-pitta* tende a aumentar mais o *vata*, determinando doenças relacionadas a esse *dosha*.[1]

Vata é formado pelos elementos ar e éter, com predominância do ar. Governa o movimento, controla a divisão celular, transmite os impulsos (incluindo os cardiorrespiratórios e as funções nobres do cérebro), estimula a movimentação dos fluidos corporais e da excreção, induz o trabalho de parto e governa as funções mentais. Suas qualidades fundamentais são: leve, frio, seco, rugoso, sutil, móvel, claro, dispersante, adstringente e inconstante.

Pitta é constituído pelos elementos fogo e água, com predominância de fogo. Governa o metabolismo, a formação dos tecidos e dos substratos orgânicos. É muito importante para o sistema digestório e endócrino. Suas qualidades fundamentais são: leve, quente, penetrante, picante, ácido, constante e intenso.

---

1. Veja também: MARINO, Maria Inês; DAMBRY, Walkyria Giusti. *Ayurveda – O caminho da saúde. Princípios e bases da medicina ayurvédica*. São Paulo: Gaia, 2009.

CAPÍTULO 2 **Princípios da ayurveda**

Kapha é constituído pelos elementos água e terra, com predominância de terra. É a estrutura; previne a degeneração dos tecidos, sustenta uma boa resposta imunológica e determina o crescimento do corpo. Suas qualidades fundamentais são: pesado, frio, oleoso, lento, viscoso, denso, doce, estático, terno.

Cada um dos *doshas* tem uma sede que contém a essência de sua energia. Embora *vata, pitta* e *kapha* tenham uma fonte específica, eles estão distribuídos por todo o corpo.

A sede de *vata* é o cólon; de *pitta*, o intestino delgado; de *kapha*, a região do peito.

FIGURA 4 **Sede dos *doshas*.**

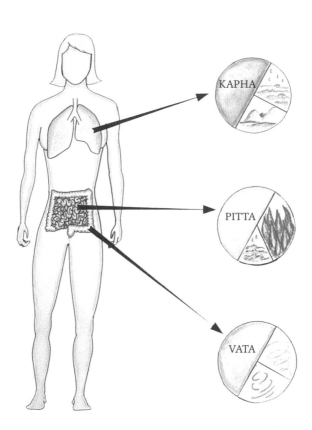

Os três *doshas* são responsáveis por inúmeras funções do corpo e da mente, mas as básicas são:

VATA
Controla o movimento

PITTA
Controla o metabolismo

KAPHA
Controla a estrutura

Vata é o *dosha* ligado aos sentidos do "querer". Composto pelos elementos éter e ar, promove o movimento variável, possibilitando a obtenção do equilíbrio. Por outro lado, o elemento ar, tendo a pele como órgão sensorial, relaciona-se ao tato. O tato possibilita a experimentação do querer. O querer é criar expectativas e sonhos que não necessariamente se concretizam.

Kapha, o *dosha* do "sentir", composto pelos elementos terra e água, relaciona-se ao olfato e ao paladar. Estes têm uma relação profunda com os sentimentos porque deixam marcas e lembranças que podem ser difíceis de expressar. A observação própria de *kapha* é o sentir pela visão.

Pitta, o *dosha* do "pensar", é composto pelos elementos fogo e água, liga-se ao mundo exterior pela audição e expressa seu pensamento pela linguagem.

A ação e a integração *tridosha* nos sentidos constroem a intelectualidade e o perfil comportamental de cada indivíduo.

Vata	*Querer*
Pitta	*Pensar*
Kapha	*Sentir*

CAPÍTULO 2 **Princípios da ayurveda**

PRAKRITI E VIKRITI

A **PALAVRA** *prakriti* significa "natureza", essência própria de cada ser humano.

No nascimento, traz-se uma combinação pessoal e única entre os *doshas*, uma proporção distinta que chamamos de *prakriti*. Este "conjunto original" nos dá características inatas comportamentais, psíquicas, éticas, físicas e de saúde. *Prakriti* está inserido no DNA e caracteriza o "jeito de ser" do indivíduo.

> Prakriti *é ser.*
> Dosha *é como fazer.*

Prakriti se expressa em forma e qualidade. A qualidade é manifestada no temperamento e no comportamento. A forma é manifestada no corpo e na atitude postural. É constituído de três qualidades fundamentais ou *gunas*. Tais qualidades são *satva* (essência), *rajas* (movimento) e *tamas* (inércia), e determinam características comportamentais e diferenças individuais nos aspectos psicológicos e éticos.

Satva expressa compreensão, pureza, clareza, compaixão e amor. *Rajas* implica movimento, agressividade, sensualidade e extroversão. *Tamas* manifesta ignorância, inércia e letargia.

O temperamento *sátvico* leva a um corpo são, comportamento e consciência puros. O temperamento *rajásico* é ligado aos negócios, prosperidade, poder, prestígio e posição social. O temperamento *tamásico* leva ao egoísmo e à destruição.

O indivíduo de temperamento *sátvico* ganha autorrealização naturalmente, enquanto os indivíduos *rajásicos* e *tamásicos* precisam evoluir para alcançá-la.

Prakriti tem formas variadas ou constituições físicas distintas. Estas variam em função de características genéticas, hereditárias e étnicas.

Após o nascimento, o *prakriti* manifesta-se pela aparência física, atitude postural, organização do movimento e expressão do gesto. A forma e a qualidade próprias do *prakriti* manifestam-se determinando a constituição *dôshica*.

Com o decorrer da vida, em função de seu ritmo, da alimentação adotada, do ambiente e das experiências emocionais, o *prakriti* tende a ser alterado, adaptando-se às condições do momento. Esse *prakriti* adaptado chama-se *vikriti*, a alteração da combinação natural dos *doshas* para mudanças da rotina de vida.

Para a manutenção da saúde é fundamental que o *vikriti* seja um estado temporário: o indivíduo deve sempre reencontrar seu estado *prakriti*. O *vikriti* não deve se tornar um estado permanente, pois isso desencadeará desequilíbrios e consequentemente doenças.

Um bom exemplo seria pensar em um indivíduo *vata* que se torna herdeiro de um grande cartório. Ele é obrigado a se envolver num trabalho rotineiro, estático, burocrático e sem criatividade, o que lhe é intensamente agressivo, já que sua natureza caracteriza-se pela variabilidade de atividades, situações novas e criativas. Se esse indivíduo *vata* não estiver atento à situação que o cerca, não se adaptando e sucumbindo à rotina, afasta-se do seu *prakriti* e acomoda-se em um *vikriti*, podendo adoecer.

Quanto mais próximo se vive do *prakriti*, mais saudável se é. O *vikriti* será apenas uma situação momentânea que possibilita a adaptação a uma situação nova ou a um ambiente estranho. Estando em equilíbrio, consciente da natureza básica, sempre se pode resgatar o *prakriti*.

FIGURA 5 ***Prakriti* e *vikriti*.**

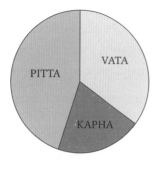
PRAKRITI

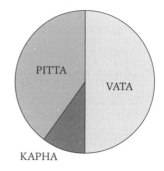
VIKRITI

CAPÍTULO 2 **Princípios da ayurveda**

Este capítulo apresenta os fundamentos da ayurveda.

PALAVRAS-CHAVE

Gunas (tamas/rajas/satvas)
Cinco elementos/Cinco sentidos
Doshas (vata, pitta, kapha)
Sede dos doshas
Prakriti/Vikriti

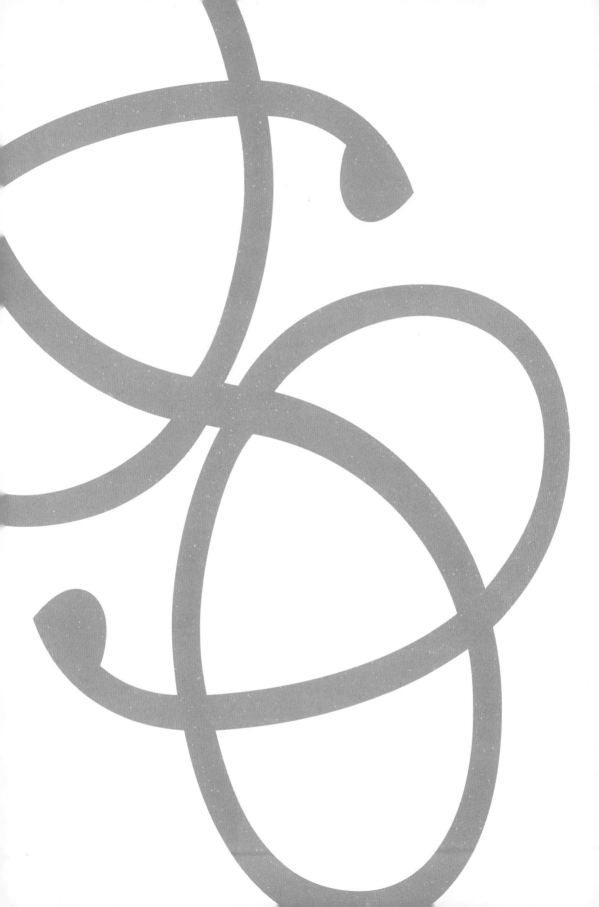

CAPÍTULO 3

AYURVEDA E SAÚDE

O **OBJETIVO PRINCIPAL** da ayurveda é a busca da saúde. Para que ela se dê, os três *doshas* devem estar em equilíbrio; o *agni* ativo promovendo de forma equilibrada a digestão e o metabolismo; os sete tecidos (*dhatus*) em integridade funcional; as excreções (*malas*) eliminadas de maneira harmoniosa; os cinco sentidos em integridade; corpo-mente--emoção interligados em harmonia.

A vida cotidiana é dinâmica e submete o indivíduo a estímulos constantes: a alimentação, as alterações climáticas, as cores das vestimentas e do ambiente, a inter-relação pessoal, as atitudes e emoções promovem as mais variadas respostas de *vata*, *pitta* e *kapha*. Tais respostas variarão conforme a intensidade dos estímulos, e assim determinarão ou não um desequilíbrio na saúde.

Em geral, um estilo de vida inadequado a uma constituição *dôshica* aumenta as condições para o surgimento de doenças. Outras situações que desencadeiam alterações na saúde são: traumatismos, mudanças inesperadas, cirurgias de emergência ou qualquer tipo de agressão que modifique de maneira substancial a vida.

O equilíbrio *dôshico* também pode ser perturbado por uma diminuição de *agni* e pela produção e/ou acumulação de toxinas no corpo.

A dor é um dos principais caminhos a se seguir para determinar o processo do desequilíbrio *dôshico*. Sabendo-se qual é o mecanismo para o surgimento da dor podem-se constatar quais *doshas* estão alterados.

AGNI E AMA

***AGNI* É O FOGO** biológico que governa o organismo. Está presente no processo metabólico equilibrado de todos os tecidos e células. Ter um *agni* forte e ativo é sinônimo de boa saúde e longevidade. O *agni* é responsável pela boa digestão, pela absorção e assimilação de nutrientes, pelo viço da pele, pelo equilíbrio da mente, pelo bom funcionamento do sistema imunológico e pelas respostas neurais para o funcionamento orgânico geral.

De acordo com o dr. Vassant Lad (1992), "*pitta* contém a energia de calor que ajuda a digestão. Esta energia de calor é *agni*".

CAPÍTULO 3 **Ayurveda e saúde**

Os *doshas* em desequilíbrio promovem uma alteração metabólica, afetando a resistência e o sistema imunológico. Uma digestão inadequada gera no intestino grosso acúmulo de substância residual e heterogênea, conhecida como *ama*. Ela bloqueia os intestinos e outros canais, como vasos capilares, veias e artérias. Eventualmente, faz trocas químicas, gerando toxinas que serão absorvidas pelo sangue e entrarão na circulação geral.

O *ama* tende a se acumular em locais debilitados do corpo, promovendo contraturas, estases e estenoses, alterando a mecânica tecidual.

Quando *agni* está fraco, inicia-se um acúmulo de *ama* e sua presença no organismo é sinal de doença. O *agni* exacerbado causa a combustão excessiva dos nutrientes biológicos contidos nos alimentos, levando à redução da capacidade imunológica do corpo.

MALAS

O ORGANISMO ELIMINA resíduos de processos metabólicos, chamados de *malas*. Os principais são o suor, a urina e as fezes. Existem outros resíduos metabólicos, como lágrimas, coriza, saliva, cerúmen, secreções e excreções de glândulas (por exemplo, sebácea) e órgãos (por exemplo, genitais).

Todos os *malas* têm uma função importante no equilíbrio orgânico e são referenciais para a avaliação dos desequilíbrios *dôshicos*. Suas condições de produção e de eliminação identificam esses possíveis desequilíbrios no organismo. A observação de coloração, odor, consistência e volume dos *malas* é fundamental no processo diagnóstico.

Pode ocorrer a formação de *malas* "eventuais" em consequência de uma doença. Por exemplo, ter *vata* em excesso nos ossos desencadeia um processo de osteoporose que promove a eliminação de células osteofitárias dos ossos.

Além de expressar a saúde do organismo, as eliminações têm a função de manter seu equilíbrio.

> **SUOR** É derivado do tecido adiposo, responsável pela regulação da temperatura corporal. Ajuda a manter a elasticidade, a umidade, a maciez e o tônus da pele.
>
> **URINA** Elimina do corpo a água, o sal e outras substâncias, mantendo a concentração normal de eletrólitos nos fluidos corporais.
>
> **FEZES** Excretam os substratos sólidos orgânicos não absorvidos, como nutrientes. Sua eliminação regular mantém o tônus do canal intestinal e do cólon.

O suor excessivo pode gerar contaminação da pele por fungos, reduzindo sua resistência natural. Se for insuficiente, também reduzirá sua resistência, tornando-a áspera, escamosa e enrugada.

O resultado da urina escassa promove o aumento da pressão arterial.

A constipação intestinal gera incômodo abdominal, gases, cefaleia e halitose.

DHATUS – OS SETE TECIDOS

O CORPO é formado por sete tecidos básicos e vitais, *os dhatus*, palavra que em sânscrito significa elemento construtivo. Eles são: o plasmático/linfático, o sanguíneo, o muscular, o adiposo, o ósseo, o nervoso e o reprodutivo.

Os *dhatus* surgem sequencialmente, a partir de um tecido principal, sendo gerados com base no tecido que o antecede. Sucessivas transformações e evoluções geram um tecido mais refinado que o anterior. Quando um *dhatus* está desequilibrado, afetará o *dathus* sucessivo, pois é do anterior que se alimenta.

A transformação dos ingredientes nutritivos nos *dhatus* é governada por um nível superior de *agni* chamado *tejas*. Cada *dhatus* tem seu próprio *tejas* ou *dhatus-agni* que governa o metabolismo das enzimas e outras secreções necessárias à criação do tecido.

Além do *agni*, os textos antigos relatam uma força vital que possibilita a transformação dos tecidos, o *ojas*, elemento sutil que se encontra entre o corpo físico e o etéreo, mantém a vida e é amplamente ligado à imunidade.

A partir do sétimo *dhatus*, o tecido reprodutor, é gerado o *ojas* bruto.

Os *dhatus* mantêm as funções dos diferentes órgãos, de partes vitais do organismo, e têm papel importante no desenvolvimento e na nutrição do corpo, como também do mecanismo biológico de proteção. Junto com *agni*, são responsáveis pelo mecanismo imunológico.

DHATUS

Dhatu	*Característica*	*Função*
Plasmático/Linfático (*rasa*)	Contém os nutrientes dos alimentos digeridos. Nutre outros tecidos, órgãos e sistemas	Nutrição
Sanguíneo (*rakta*)	Governa a oxigenação de todos os tecidos e órgãos vitais	Oxigenação
Muscular (*mamsa*)	Recobre os órgãos vitais, movimenta as articulações e mantém a força física do corpo (tecido fascial e muscular)	Movimento
Adiposo (*meda*)	Lubrifica todos os tecidos	Lubrificação
Ósseo (*asthi*)	Sustenta e dá estrutura ao corpo	Estrutura
Nervoso (*majja*)	Conduz impulsos motores e sensoriais	Condução de informações
Reprodutivo (*shukra*)	Reprodução	Reprodução

O principal tecido relacionado a *kapha* é o plasma, que produz o muco como material residual. Por esse motivo, a maioria das doenças do *kapha* envolve o plasma e as glândulas linfáticas (por exemplo, linfoedema e bronquiolite).

FIGURA 6 **Dhatus.**

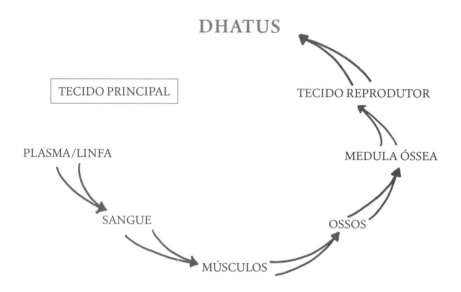

O principal tecido relacionado a *pitta* é o sangue, que produz bílis como material residual. Por isso, a maioria das doenças do *pitta* está relacionada ao sangue (por exemplo, doenças cardíacas e circulatórias).

O principal tecido relacionado a *vata* é o ósseo, pois ele garante sustentabilidade e resistência a esse tecido. A maioria das doenças do *vata* envolve os ossos (por exemplo, osteoartrite e osteoporose).

Se houver um desequilíbrio de *vata/pitta/kapha*, os *dhatus* serão afetados diretamente. O *dosha* afetado e o *dhatu* atingido sempre estão envolvidos no processo da doença.

Os *doshas* em excesso podem se manifestar nos *dhatus*, dando-lhes características específicas em função de suas qualidades.

Os sintomas podem ocorrer em qualquer *dhatu*. Qualidades de natureza seca ou degenerativa podem ter em decorrência um desequilíbrio de *vata*, ligado portanto à perda de volume, massa e movimento. O calor e as inflamações estão ligados a *pitta*. O excesso de *kapha* tem relação com o aumento de peso, da massa corporal e dos fluidos, como dos edemas e tumores.

CAPÍTULO 3 **Ayurveda e saúde**

Dathus	Dosha em excesso e sintomas
Linfático	**Vata** – Mãos e pés frios; pele seca; olhos fundos; sensação de dormência e formigamento na pele; aspecto de má nutrição; medo; insegurança; ansiedade; falta de confiança. **Pitta** – Febre; acne; irritações de pele; ondas de calor; fotossensibilidade ocular; temperamento crítico e autoritário. **Kapha** – Retenção hídrica; indigestão; perda de apetite; letargia; coriza; congestão brônquica.
Sanguíneo	**Vata** – Anemia; tontura; pulsações anormais; vasoconstrição; eczema seco. **Pitta** – Estados inflamatórios; sangramento nasal; hematoma; erupções; febres; contusões frequentes; psoríase; dermatites. **Kapha** – Eczema úmido; colesterol elevado; fígado e baço dilatados (provenientes de excesso de gordura).
Muscular	**Vata** – Atrofia muscular; aumento de tônus muscular; paralisia espasmódica; perda de movimento; tremores. **Pitta** – Anginas repetidas; abscesso muscular. **Kapha** – Hipertrofia muscular; diminuição de tônus muscular; flacidez muscular; abscesso tendinoso.
Adiposo	**Vata** – Pele seca; lombalgias; crepitações articulares. **Pitta** – Transpirações abundantes; celulite; sensação de queimação nos pés e nas mãos. **Kapha** – Sede excessiva; colesterol elevado; obesidade.
Ósseo	**Vata** – Perda de cabelos; unhas quebradiças; unhas deformadas; sensação de dor óssea; artrite degenerativa; gengivas debilitadas; cáries; dores psicossomáticas. **Pitta** – Artrite reumatoide; abscesso ósseo. **Kapha** – Tumores ósseos.
Nervoso	**Vata** – Vertigem, desmaios; falta de coordenação; paralisia; confusão mental; perda de memória. **Pitta** – Paralisia; esclerose múltipla; anemia aplástica. **Kapha** – Tumores e alucinações.
Reprodutivo	**Vata** – Diminuição da libido; infertilidade; ejaculação precoce. **Pitta** – Hemorragia. **Kapha** – Dilatação da próstata; tumores dos testículos, ovários e útero.

A interação dos *doshas* promove quadros específicos nos *dhatus*. Uma acumulação de *kapha* pode bloquear a livre circulação da energia de *vata* no tecido. Apesar de o principal sintoma ser a diminuição dos movimentos, a origem do problema está em *kapha*. A secura pode ocorrer pelo excesso do calor de *pitta*. Nesse caso, *pitta* deve ser mais acalmado do que *vata*.

Numa evolução dos problemas *dôshicos*, pode-se traçar um percurso através dos *dhatus* até o *dosha* desencadeador da desordem.

DOR

O *DOSHA VATA* está sempre envolvido nos processos de dor. A circulação de energia *vata* no corpo não pode ser bloqueada, pois sua estagnação gera a sensação de dor. Dor é sempre sinal de que *vata* está em desequilíbrio ou que seu fluxo está obstruído. *Vata* é um *dosha* móvel, e o que altera tal característica, que gerará quadros dolorosos, são os desequilíbrios de *pitta* e *kapha*. Em função das características da dor, podemos associar o *dosha* que está envolvido e assim reequilibrá-lo.

Excesso	Características da dor
Vata	Irradiada, pulsante, intermitente, em cólicas, difusa.
Pitta	Queimante, aguda, cortante, penetrante, intensa.
Kapha	Sensação de peso, crônica, compressiva, constante, profunda.
Ama	Pesada, fatigante.

VATA A dor por excesso de *vata* piora com o frio, melhora com o calor, tem crises constantes, piora ao movimento e interfere no sono. Quadros como medo, insegurança e ansiedade pioram a dor por excesso de *vata*.

PITTA A dor por excesso de *pitta* é acompanhada de inflamação, febre, íngua, náuseas, vômitos e diarreia. A temperatura se eleva na região da dor. O sono é alterado, embora a dor seja mais intensa ao meio-dia que à meia-noite.

KAPHA A dor por excesso de *kapha* é caracteristicamente crônica e agravada por longos períodos deitado ou inativo. É acompanhada por congestões, sinusite, catarro no pulmão e edemas.

AMA Parecida com *kapha*. Apresenta ainda sensação geral de apatia e odores corporais e de eliminação intensos.

DOSHAS – SINAIS, SINTOMAS E PATOLOGIAS MAIS FREQUENTES

A CONSTITUIÇÃO BÁSICA do indivíduo, *prakriti*, determina a propensão a desequilíbrios na saúde (vide Capítulo 2).

O *dosha* dominante é o que determina preferencialmente os sinais, sintomas e patologias característicos dele.

Dosha	Sinais e sintomas	Patologias
Vata	Mãos e pés frios, desidratação, pele seca, olhos fundos, aspecto de má nutrição, pulsações anormais, contração dos vasos sanguíneos, eczema seco, hipotrofia muscular, paralisia espasmódica, perda de movimento e/ou coordenação, tremores, alucinações, confusão mental, perda de memória, perda da libido, crepitação articular, perda de cabelos, unhas quebradiças e deformadas, gengivas fracas.	Anemia, artrite degenerativa, osteoporose, osteoartrose, escoliose, pé cavo, doenças degenerativas em geral, cáries, fibromialgia, paralisia, Mal de Ahlzeimer, arteriosclerose, baixa fertilidade, ejaculação precoce.
Pitta	Febre, espinhas, ondas de calor, fotossensibilidade ocular, estados inflamatórios, contusões, sangramentos do nariz, sangramentos da pele, brotoejas, cãibras, transpiração abundante, mãos e pés quentes.	Acne, psoríase, dermatites, angina pectoris, furúnculos, celulite, artrite reumatoide, abscesso ósseo, esclerose múltipla, anemia aplástica, doenças gástricas, estresse físico e mental.

Kapha	Retenção de água, perda de apetite, letargia, hipertrofia muscular, perda de mobilidade, rigidez articular, digestão lenta, constipação intestinal, coriza, suor excessivo, edemas.	Congestão dos brônquios, sinusite, eczema, colesterol aumentado, fígado e estômago dilatados devido ao excesso de gordura, obesidade, cisto sinovial, tumores ósseos, calcificações, dilatação da próstata, tumores de útero, tumores de ovários, tumores de testículos, esporão de calcâneo, osteofitoses, dorso curvo, cifose, pé plano.

Este capítulo relata a composição da estrutura e dos mecanismos de funcionamento corporais segundo a ayurveda.

PALAVRAS-CHAVE

Agni/Ama

Dhatus

Malas

Dor segundo a ayurveda

CAPÍTULO 4

ANÁLISE DIAGNÓSTICA PELO CORPO
Segundo os fundamentos da ayurveda

A ANÁLISE DIAGNÓSTICA pelo corpo segundo fundamentos da ayurveda foi desenvolvida para atender às necessidades de profissionais que buscam tratamentos diferenciados e com otimização de resultados. Esse trabalho inédito, apoiado nos princípios da ayurveda e no profundo conhecimento da visão globalista de tratamento corporal, possibilita a utilização dessa rica ferramenta de análise do indivíduo no seu aspecto físico e comportamental para aplicação na rotina terapêutica.

A ayurveda é um sistema de saúde que se validou ao longo dos anos pela valorização do conhecimento dos aspectos físicos, mentais e comportamentais do indivíduo. Hoje, esses princípios são amplamente valorizados pela medicina moderna – que, após tanto tempo, percebeu que para tratar é fundamental ouvir e perceber o indivíduo.

Esse sistema reconhece no indivíduo a sua natureza essencial. Pela análise da dinâmica de seus processos orgânicos e da relação com o mundo que o cerca, podem-se estabelecer seus limites para a saúde ou para a doença.

O conhecimento da natureza fundamental do indivíduo, sua natureza *dôshica* determinada desde o nascimento (*prakriti*), estabelece tratamentos mais eficazes que não desencadeiam desequilíbrio em outros domínios fisiológicos nem doenças secundárias.

Na ayurveda tradicional, a avaliação física do indivíduo é realizada principalmente pelos batimentos do *pulso radial*. A análise desses batimentos se dá na região radial, na face anterior do punho e bilateralmente, colocando-se os dedos indicador, médio e anular. O pulso radial pode determinar o *prakriti*, os desequilíbrios *dôshicos*, o estado físico geral e a condição da energia vital de cada órgão.

O dedo indicador identifica o pulso de *vata*, que se caracteriza por ser rápido, curto, fraco e irregular, lembrando o deslizamento de uma serpente. O dedo médio identifica o pulso de *pitta*, que se caracteriza por ser intenso, cadenciado, regular e ativo, lembrando o movimento de uma rã. O dedo anular identifica o pulso de *kapha*, que se caracteriza por ser forte, estável, longo e lento, lembrando o nado de um cisne.

O pulso predominante durante o exame é o relacionado ao *dosha* dominante, e o secundário é aquele ligado ao *dosha complementar.*

CAPÍTULO 4 **Análise diagnóstica pelo corpo**

O exame de pulso é complexo e deve ser estudado e amplamente treinado dentro de uma formação Médica ayurvédica. Outras formas de análise da saúde na ayurveda são realizadas pelos exames da língua, das unhas, dos lábios e dos olhos.

Uma nova forma de avaliação para determinar o *prakriti* é criada mediante a observação de aspectos corporais, comportamentais, das características *dôshicas* e da expressão dos cinco elementos no corpo.

Todas as observações mencionadas têm como base as já feitas há milhares de anos pela ayurveda. O resultado dessa união leva a compreender o homem como ser integral, em constante interação com seu meio e tudo que faz parte dele.

Segundo uma avaliação corporal detalhada é possível determinar tratamentos objetivos e eficazes, tornando o indivíduo o ponto central da terapêutica, lugar antes ocupado pela doença.

A análise completa deve determinar, de modo objetivo, o *prakriti* e o *vikriti.* Deve ser vista e atualizada constantemente, pois os *doshas* estão em contínuo movimento e expressam-se de várias formas para adaptar o organismo às mais variadas situações. Um *vikriti* é sempre dinâmico.

A análise diagnóstica pelo corpo caracteriza-se pela correlação dos dados coletados na avaliação postural estática com as manifestações *dôshicas* na postura. Um joelho valgo, por exemplo, manifesta-se de diferentes modos em cada indivíduo. As causas podem ser estáticas, dinâmicas e/ou *dôshicas.*

Deve-se considerar que o indivíduo se organiza posturalmente a partir de seu *prakriti*, sua carga genética *dôshica.* Esta determina os eixos posturais, o equilíbrio das cinturas, a organização dos membros, da coluna vertebral, das articulações e do gesto.

A carga genética *dôshica*, o *prakriti*, determina a *atitude corporal* que é a manifestação do perfil comportamental no modelo postural. A manifestação da atitude corporal, ao longo do tempo, sob atuação de fatores estáticos e dinâmicos, pode determinar possíveis desequilíbrios e/ou deformidades em função principalmente do *dosha* dominante.

O *subdosha*, o segundo *dosha* da constituição, determina também características, e num *vikriti* pode ocupar o lugar do *dosha* dominante ou estabelecer desequilíbrios marcantes.

A análise diagnóstica pelo corpo deve estabelecer as diferenças entre características e desequilíbrios. Isso determinará o *prakriti* e o *vikriti*.

CARACTERÍSTICAS *DÔSHICAS* NA ESTRUTURA CORPORAL

As **características** *dôshicas* são determinadas na estrutura corporal por marcas. É possível reconhecer essas marcas específicas que expressam a essência de cada *dosha* no corpo.

VATA (ar e éter) – *dosha* com características de leveza, irregularidade, fragilidade e mobilidade. O aspecto da estrutura corporal de *vata* é longelíneo, com articulações proeminentes, pouca massa muscular, eixo postural levemente anteriorizado. O desequilíbrio de *vata* pode determinar instabilidade do eixo postural (escoliose) e das articulações (frouxidão ligamentar metatarsiana), hipotrofia e encurtamento muscular e má organização do apoio plantar.

PITTA (fogo e água) – *dosha* com característica de regularidade, objetividade, vigor e de forte atividade metabólica. O aspecto da estrutura corporal desse *dosha* é mediano, em bloco, com massa muscular definida. Seu desequilíbrio pode determinar encurtamento e rigidez muscular (cãibras), inflamações articulares (artrite) e diminuição da amplitude articular pela rigidez muscular.

KAPHA (terra e água) – *dosha* com características de força, estabilidade, flexibilidade e graciosidade. O aspecto da estrutura corporal dele é grande, tônico, flexível, com eixo postural posteriorizado, massa muscular volumosa e articulações arredondadas. O desequilíbrio de *kapha* pode determinar hipotonia muscular, edema articular, instabilidade da articulação tíbio-társica com desabamento dos arcos plantar e/ou transverso do pé.

CAPÍTULO 4 **Análise diagnóstica pelo corpo**

OS *DOSHAS* E SEUS DESEQUILÍBRIOS ESTRUTURAIS NO CORPO

O DESEQUILÍBRIO de um *dosha* afeta principalmente constituições que têm tal *dosha* como dominante. Por exemplo, uma escoliose num indivíduo com *dosha* dominante *vata* será agravada.

Desequilíbrios estruturais mais característicos de *vata*:

> projeção da cabeça com diminuição do espaço suboccipital;
> retificações das curvas da coluna cervical e torácica;
> escoliose;
> diâmetro anteroposterior do tórax diminuído;
> ombros elevados;
> hiperextensão de cotovelo;
> hiperflexibilidade de punho e de metacarpo falangiana;
> anteversão da pelve;
> rotação externa de coxofemural;
> joelho em *recurvatum*;
> apoio metatarsiano;
> retração do tendão do calcâneo;
> hipertonia de músculos da panturrilha;
> dedos em garra.

Desequilíbrios estruturais mais característicos de *pitta*:

> retificação da coluna cervical com posteriorização da cabeça;
> retificação da coluna torácica com adução das escápulas;
> diâmetro anteroposterior aumentado;
> esterno em elevação;
> semiflexão de cotovelo;
> retroversão da pelve;
> joelho varo;
> apoio no bordo lateral do pé;
> hálux valgo.

Desequilíbrios estruturais mais característicos de *kapha*:

> projeção da cabeça com acentuação da curva cervical;
> acentuação das curvas da coluna vertebral;
> caixa torácica volumosa;
> ombros enrolados;
> abdome protuso;
> rotação interna da coxofemural;
> joelho valgo;
> apoio no bordo medial do pé;
> desorganização do arco transverso do pé (dedos desabados).

Um *dosha* dominante não determina todas as características ou desequilíbrios no corpo. Os outros *doshas* também devem ser reconhecidos durante a avaliação. O conjunto predominante de características ou desequilíbrios deve ser considerado para se obter um resultado objetivo.

Um indivíduo, por exemplo, pode apresentar, em uma avaliação, uma retroversão de bacia (desequilíbrio *pitta*), abdome protuso (desequilíbrio *kapha*) e musculatura definida (característica *pitta*). Porém, todos os outros pontos avaliados são característicos de *vata*, o que determina seu *dosha* dominante.

ANÁLISE DIAGNÓSTICA PELO CORPO

A SEGUIR será apresentado um roteiro para análise diagnóstica pelo corpo, segundo a ayurveda. A análise será dividida em três partes:

OBSERVAÇÕES MORFOLÓGICAS

ANAMNESE

AVALIAÇÃO CORPORAL

CAPÍTULO 4 **Análise diagnóstica pelo corpo**

OBSERVAÇÕES MORFOLÓGICAS

As observações morfológicas serão realizadas pelo terapeuta e os resultados tabulados.

OBSERVAÇÕES MORFOLÓGICAS			
	Vata	*Pitta*	*Kapha*	*Dosha*
Aspecto físico	Longilíneo	Mediano	Estruturado	
Estrutura	Pequena	Mediana	Grande	
Pele	Fina, seca, fria, calosidade	Oleosa, macia, morna, tendência a rubor	Grossa, oleosa, pálida, fria	
Formato do rosto	Longo e afilado	Formato de coração e anguloso	Redondo e cheio	
Olhos	Pequenos e fundos, pouca lubrificação, olheiras, cílios escassos	Médios, irritáveis, vascularização aparente	Grandes, úmidos, cílios grossos	
Cabelos	Finos, secos, ralos	Fino, sedoso, grisalho precoce	Grosso, cheio, oleoso, brilhante	
Dentes	Salientes, irregulares, gengivas esbranquiçadas	Médios, amarelados, gengivas sensíveis que tendem a sangrar	Fortes, brancos, gengivas resistentes	
Nariz	Adunco, pequeno, fino	Reto, arrebitado, tamanho médio	Largo, arredondado	
Boca e lábios	Boca pequena, lábios finos e retos	Tamanho médio, lábios médios	Boca grande, lábios espessos	
Musculatura	Hipotônica	Tônica	Hipertônica	
Ossatura	Proeminente	Média	Grande	
Pescoço	Alongado	Vascularização aparente, mediano	Estruturado	
Mãos	Fina, fria, dedos longos	Mediana, úmida, quente	Dedos grossos e curtos, palma larga, musculatura desenvolvida	
Pés	Longos, finos, articulações proeminentes	Estrutura mediana, vascularização aparente	Musculatura estruturada, largos, dedos grossos	
Unhas	Com leito ungueal alongado, estreitas, quebradiças	Com leito ungueal mediano, formato quadrado	Com leito ungueal curto, formato arredondado, espessas	

TOTAL *VATA*: _____

TOTAL *PITTA*: _____

TOTAL *KAPHA*: _____

CONSTITUIÇÃO *DÔSHICA* PRÉVIA: _____

Para cada ponto analisado apresentam-se características relacionadas a *vata*, *pitta* e *kapha*. Deve-se marcar o *dosha* que está mais relacionado ao ponto observado.

Em alguns pontos será descrita mais de uma característica ligada a um *dosha*. É possível que se identifique uma característica relacionada a um *dosha* e outra ligada a outro; nesse caso, deve-se considerar o *dosha* que apresentar mais características. No caso de empate, marca-se na coluna do *dosha* os dois ou três empatados.

Ao completar a tabulação dos dados, soma-se e marca-se na coluna do *dosha* o número total de repetições de cada um dos *doshas*. Aquele que somar o número maior será o *dosha* dominante, e o segundo, *subdosha* ou *dosha* secundário. O resultado determina a constituição *dôshica* prévia.

ANAMNESE

Questionário sobre características de saúde, rotina, hábitos e antecedentes familiares. Esses dados contribuem na determinação do *prakriti*, mas principalmente para o reconhecimento do *vikriti*.

› Queixas.
› Dor.

Vata	Pitta	Kapha
Irradiada	Queimante	Sensação de peso
Pulsante	Aguda	Crônica
Intermitente	Cortante	Compressiva
Em cólicas	Penetrante	Constante
Difusa	Intensa	Profunda

› Descrição dos mecanismos da dor.
› Início dos sintomas.
› Piora do quadro (variações segundo clima, estação do ano, horário do dia).
› Alívio do quadro.

CAPÍTULO 4 **Análise diagnóstica pelo corpo**

> O início das queixas (relacionado a algum fato marcante de sua vida).
> Tratamentos.
> Cirurgias.
> Rotina diária.
> Sono.
> Hábitos e preferências alimentares.
> Rotina de trabalho e/ou estudo.
> Lazer.
> Preferências pessoais (cores, sons, músicas, atividades físicas).
> Antecedentes familiares.

AVALIAÇÃO CORPORAL

Análise detalhada da construção, expressão e organização do gesto, do movimento e da atitude postural. Seu objetivo principal é coletar parâmetros físicos que esclarecerão as predominâncias *dôshicas* e as características específicas do *prakriti* e do *vikriti* do indivíduo.

A atenção a detalhes pode fazer diferença no tratamento. O cliente envia a todo instante mensagens sutis, que podem passar despercebidas ante à intensa rotina terapêutica. A repetição de uma queixa, o tom de voz, pequenas referências da rotina e até mesmo um toque de campainha ao chegar ao consultório podem ser extremamente reveladores para um terapeuta com visão ayurveda.

A Avaliação corporal, somada às Observações morfológicas e à Anamnese determina o *prakriti* e/ou um possível *vikriti* atuante no indivíduo.

A Avaliação corporal será dividida em duas partes:

ANÁLISE DO COMPORTAMENTO POSTURAL Tem como base a avaliação clássica fisioterápica e a postural de cadeias musculares.

ANÁLISE DA ATITUDE CORPORAL Observa a expressão e a atitude gestual que marcam os pontos mais relevantes da construção da dinâmica do indivíduo.

ANÁLISE DO COMPORTAMENTO POSTURAL

A ANÁLISE DO COMPORTAMENTO POSTURAL será formada por:

> **FOTOGRAFIA POSTURAL**
> **APARÊNCIA GERAL DO EIXO POSTURAL**
> **AVALIAÇÃO POSTURAL ESTÁTICA**

FOTOGRAFIA POSTURAL

A avaliação começa pela observação do aspecto postural geral, ou seja, a primeira imagem, a fotografia que revela os pontos mais marcantes da postura do indivíduo. Estes podem ser uma gibosidade, uma rotação importante, a adoção de um padrão de apoio de pés, o posicionamento de joelhos etc. Os aspectos posturais são observados com vista anterior, posterior e perfil, com o indivíduo em postura ortostática em traje de banho.

APARÊNCIA GERAL DO EIXO POSTURAL

A observação do eixo postural é muito importante na avaliação, pois ele também expressa qualidades *dôshicas.* No eixo, o *dosha* dominante apresenta as qualidades advindas dos elementos que o compõem.

> *VATA* Ar e éter: anteriorização e impulsão do eixo
>
> *PITTA* Fogo e água: anteriorização do eixo
>
> *KAPHA* Terra e água: posteriorização do eixo

AVALIAÇÃO POSTURAL ESTÁTICA

São muitas as técnicas de avaliação postural estática. Independentemente da linha adotada, o fundamental é o olhar atento a todos os detalhes, a fim de traçar o perfil mais preciso da natureza individual.

CAPÍTULO 4 **Análise diagnóstica pelo corpo**

Além da análise de cadeias musculares, desequilíbrios e deformidades, busca-se o comportamento postural, que é a expressão *dôshica* na postura, o *prakrit* ou *vikriti* em sua apresentação corporal.

A avaliação estática deve considerar:

> os eixos posturais;
> o equilíbrio das cinturas pélvica e escapular;
> o equilíbrio entre as cinturas pélvica e escapular;
> a organização da coluna vertebral (cervical, torácica, lombossacra);
> a organização do tórax;
> a organização dos membros superiores e inferiores;
> a mobilidade e a flexibilidade geral.

Outros pontos importantes que se devem observar na avaliação estática são a organização da face, do olhar, da articulação temporomandibular (ATM) e da língua.

A avaliação postural estática é realizada pelo terapeuta e os resultados são tabulados.

Para cada ponto analisado apresentam-se características relacionadas a *vata*, *pitta* e *kapha*. Deve-se marcar o *dosha* que está mais relacionado ao ponto observado.

Em alguns pontos serão descritas mais de uma característica ligada a um *dosha*. É possível que se encontre uma característica relacionada a um *dosha* e outra ligada a outro; nesse caso, deve-se considerar o *dosha* que apresentar mais características. No caso de empate, marca-se na coluna do *dosha* os dois ou três empatados.

Ao completar a tabulação dos dados, soma-se e marca-se na coluna do *dosha* o número total de repetições de cada um dos *doshas*. Aquele que somar o número maior será o *dosha* dominante, e o segundo, o *subdosha* ou dosha secundário. Com o resultado, encontra-se a constituição *dôshica* prévia.

CORPO E AYURVEDA

AVALIAÇÃO POSTURAL ESTÁTICA

	Vata	*Pitta*	*Kapha*	*Dosha*
Eixo postural	Anteriorização, impulsão	Anteriorização	Posteriorização	
Cabeça	Projeção, diminuição do espaço subocciptal	Posteriorização	Projeção	
Coluna cervical	Retificação	Retificação	Acentuação da curva	
Cintura escapular	Ombros elevados, ombros enrolados (peitoral menor), escápulas aladas, clavículas proeminentes, clavícula em v	Adução de escápula, fúrcula esternal proeminente	Ombros enrolados (peitoral maior), clavículas horizontalizadas, escápulas abduzidas	
Membros superiores	Hiperextensão de cotovelo, hiperflexibilidade de punho e metacarpo falangianas	Semiflexão de cotovelo, musculatura definida	Tônicos	
Coluna torácica	Retificação, diâmetro anteroposterior diminuído	Retificação, esterno em elevação, diâmetro anteroposterior do tórax aumentado	Tórax volumoso, aumento da cifose	
Pelve	Anteversão, báscula, rotação, pelve estreita	Retroversão, musculatura glútea hipertônica	Anteriorização do ilíaco, pelve larga	
Coluna lombo-sacra	Preservação da curva	Retificação	Sacro horizontalizado	
Articulação coxofemural	Rotação externa	Alinhamento	Rotação interna, semiflexão	
Joelhos	Proeminentes, recurvatum	Varo, hipertonicidade do tendão patelar, semiflexão	Valgo, semiflexão	
Panturrilha	Hipertônica, delgada	Rigidez, definida	Hipertônica, hipertrófica	
Pés	Apoio metatarsiano, retração do tendão do calcâneo	Apoio bordo lateral	Apoio do bordo medial, desorganização do arco transverso	
Dedos	Em garra, aproximados	Hálux valgo	Desabados, abertos	

TOTAL *VATA*: _____

TOTAL *PITTA*: _____

TOTAL *KAPHA*: _____

DOSHA: _____

SUBDOSHA: _____

CAPÍTULO 4 **Análise diagnóstica pelo corpo**

ANÁLISE DA ATITUDE CORPORAL

Nesta análise observam-se:

> ANÁLISE DA DINÂMICA DO GESTO
>
> ANÁLISE DÔSHICA DA MARCHA

ANÁLISE DA DINÂMICA DO GESTO

A análise da dinâmica do gesto do indivíduo determina a expressão corporal da natureza *dôshica*. Ela se inicia no primeiro contato com o indivíduo. Em cada movimento ou ação desenvolve-se uma construção mecânica relacionada à natureza *dôshica* do indivíduo.

Alguns pontos devem ser especialmente observados e registrados:

> › padrão da marcha;
> › dinâmica da dissociação das cinturas escapular e pélvica;
> › movimentos cotidianos (sentar, deitar, levantar etc);
> › características ergonômicas no ambiente de trabalho e de casa.

Movimentos cotidianos como sentar/levantar, pegar algo no alto e recolher objeto no chão oferecem dados importantes quanto a apoios, harmonia gestual, equilíbrio, deslocamentos e força. Esses dados, relacionados a todos os outros já coletados, determinam a dominância *dôshica*, seus desequilíbrios e as primeiras medidas terapêuticas a ser adotadas.

ANÁLISE *DÔSHICA* DA MARCHA

VATA A marcha de *vata* caracteriza-se pelo maior apoio do antepé. O pouco apoio do calcâneo e a decorrente retração do tendão do calcâneo promovem uma base de deslocamento pequena e um movimento característico de "sobe-desce", num plano longitudinal, durante a marcha.

Devido ao maior apoio do antepé na marcha, os passos são curtos e rápidos, a cintura pélvica tem menor mobilidade e a dissociação se dá pela cintura escapular. A menor tonicidade muscular, própria de *vata*, dá aos membros superiores um movimento solto, pouco estruturado.

PITTA A marcha de *pitta* caracteriza-se por uma expressão de estruturação tônica. A movimentação durante a marcha é em bloco devido à menor dissociação entre as cinturas escapular e pélvica. A predominância tônica proporciona um arco plantar rígido. Durante a marcha, a descarga de peso no arco plantar determina passos fortes e marcantes.

KAPHA A marcha de *kapha* caracteriza-se pela maior descarga de peso no calcâneo e pela dissociação entre as cinturas escapular e pélvica. Durante a marcha, há maior mobilidade da cintura pélvica o que determina um deslocamento característico no plano horizontal. Os membros inferiores tendem a se afastar da linha mediana do corpo, promovendo uma base de deslocamento ampla.

	Vata	*Pitta*	*Kapha*
Padrão de deslocamento na marcha	Deslocamento no plano longitudinal	Em bloco, com pouco deslocamento	Deslocamento no plano horizontal
Descarga de peso na marcha	Antepé	Arco plantar	Calcâneo
Característica dos passos	Curtos e rápidos, com rigidez dos artelhos e da região metatarsiana	Marcados e com pouca mobilidade dos arcos plantar e transverso	Amplos e lentos, com grande mobilidade dos arcos plantar e transverso
Dissociação das cinturas escapular e pélvica na marcha	Maior mobilidade da cintura escapular, membros superiores que tendem a se afastar do tronco	Menor amplitude da dissociação entre as cinturas	Maior mobilidade da cintura pélvica, membros inferiores que tendem a lateralizar

CAPÍTULO 4 **Análise diagnóstica pelo corpo**

Cada um dos *doshas* tem um padrão dinâmico próprio que representa sua essência. Ele determina seu estado de equilíbrio. Em estado de desequilíbrio pode haver uma exacerbação nas características dos movimentos e do gesto de cada *dosha*.

Outra possibilidade de desequilíbrio é a adoção de um padrão de movimento e de gesto não próprios do *dosha* dominante. Num *prakriti vata-pitta*, movimentos excessivamente tônicos e rígidos descaracterizam o padrão de dinâmica de *vata*.

Os desequilíbrios na dinâmica dos movimentos e do gesto podem alertar para o início de um processo de doença tanto no sistema musculoesquelético quanto em órgãos e tecidos mais profundos.

A dinâmica dos movimentos e do gesto de cada um dos *doshas* no equilíbrio é apresentado no quadro a seguir.

Vata	*Pitta*	*Kapha*
Movimentos inconstantes com pouca solicitação tônica, gesto independente da organização de cadeia muscular	Movimentos programados com muita solicitação tônica, gesto em cadeia muscular com pouco componente de torção dos membros	Movimentos constantes e tônicos, gesto em cadeia muscular e com componente de torção dos membros

Este capítulo apresenta a análise diagnóstica pelo corpo segundo os fundamentos da ayurveda, que foi desenvolvida pelas autoras para atender às necessidades de profissionais que buscam tratamentos diferenciados e com otimização de resultados.

PALAVRAS-CHAVE

Análise diagnóstica pelo corpo
Observações morfológicas
Anamnese
Avaliação corporal
Análise do comportamento postural
Análise da atitude corporal

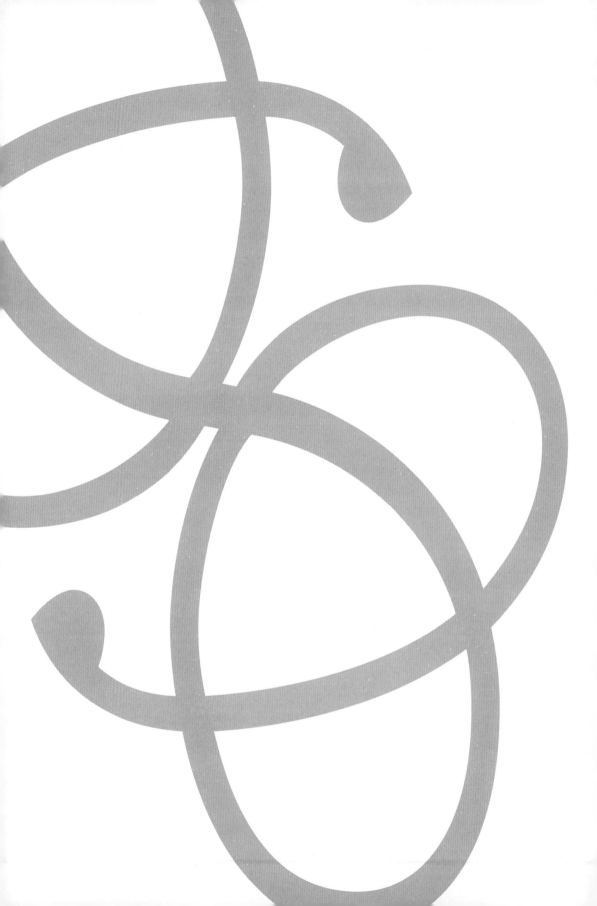

CAPÍTULO 5

FUNDAMENTOS DA TERAPIA CORPORAL SEGUNDO A AYURVEDA

CORPO E AYURVEDA

A BASE DA MEDICINA AYURVÉDICA está na terapêutica alimentar e na fitoterapia. A aromaterapia, a prática de exercícios respiratórios (*pranayamas*), a musicoterapia (*rajas e mantras*) e a ioga são outras formas terapêuticas usadas na ayurveda.

Na terapia corporal, a utilização dos princípios ayurvédicos possibilita a interação com fundamentos terapêuticos ocidentais.

A massagem ayurvédica, a marmaterapia, a aromaterapia e a terapia por cores e sons podem ser utilizadas conjuntamente e de forma harmoniosa, numa mesma sessão, ou associadas a outras técnicas de terapia corporal.

Para que essas técnicas produzam resultados efetivos, além do conhecimento dos princípios ayurvédicos é preciso dominar os fundamentos fisiológicos, que têm como base o estudo dos principais veículos de recepção da ação terapêutica: a pele e a fáscia.

FÁSCIA

O CORPO HUMANO é essencialmente formado de tecido conjuntivo. As células conjuntivas derivam do mesênquima, o primeiro tecido de sustentação e preenchimento do embrião. As células conjuntivas secretam uma importante proteína, o colágeno, e uma segunda, vizinha do colágeno, a elastina.

Elas são distanciadas entre si e mergulhadas numa substância intersticial conhecida como substância fundamental, formada por fibras colágenas, fibras de elastina e linfa intersticial.

As fibras colágenas são a porção sólida do tecido, com sua trama proteica, e as fibras de elastina dão elasticidade à estrutura. Quanto maior a presença de colágeno no tecido, menor sua elasticidade.

A linfa intersticial, ao contrário das fibras colágenas e de elastina, tem intensa atividade metabólica. É do seu interior que todos os capilares linfáticos retiram os elementos que vão se transformar em linfa, conferindo-lhe a importante função de nutrição celular e eliminação.

A elasticidade do tecido conjuntivo depende de sua maior ou menor densificação. O que diferencia um tecido conjuntivo do outro é a

CAPÍTULO 5 **Fundamentos da terapia corporal segundo a ayurveda**

proporção entre as fibras colágenas e as fibras elásticas, como se pode observar nas diferenças constitucionais entre o osso, o tendão, a pele entre outros.

A pele é o tecido conjuntivo considerado a fáscia superficial. O envelhecimento humano é a densificação de seu tecido conjuntivo.

Para a ayurveda, é pelo tecido conjuntivo que ocorre a distribuição do prana para todo o organismo. Os *nadis* formam sua rede de distribuição por todo o corpo, desde as fáscias profundas até a fáscia superficial, a pele.

Da mesma forma que o tecido conjuntivo se densifica formando as mais variadas estruturas corporais, o prana se dirige, se instala e determina qualidades e funções específicas para a formação dos *chacras* ou dos pontos *marma*.

PELE

A **PELE** é o manto de revestimento do organismo, indispensável à vida e que isola os componentes orgânicos do meio exterior. Ela é composta essencialmente de três grandes camadas: a epiderme, camada superior; a derme, camada intermediária; e a hipoderme ou tecido celular subcutâneo, camada mais profunda. A pele representa mais de 15% do peso corpóreo e sofre grandes variações ao longo de sua extensão, sendo ora mais flexível e elástica, ora mais rígida. Toda sua superfície é composta por sulcos e saliências, acentuadas sobretudo nas regiões palmoplantares e nas extremidades dos dedos, onde sua disposição é totalmente individual e peculiar – o que permite tanto a identificação dos indivíduos como o diagnóstico de enfermidades genéticas.

A derme compreende um verdadeiro gel que participa da resistência mecânica da pele ante as compressões e os estiramentos. É formada de substância fundamental, fibras colágenas, fibras elásticas e fibras reticulares. As fibras colágenas ajudam na fixação da epiderme à derme. A grande quantidade de fibras elásticas na pele é uma característica do ser humano.

A hipoderme é a camada composta pelo tecido adiposo. Além de depósito nutritivo de reserva, participa do isolamento térmico e da proteção mecânica do organismo às pressões e aos traumatismos externos e facilita a mobilidade da pele em relação às estruturas subjacentes.

A pele é um órgão capacitado para a execução de múltiplas funções:

PROTEÇÃO Barra a ação de agentes externos de qualquer natureza, impedindo, ao mesmo tempo, a perda de água, de eletrólitos e de outras substâncias do meio interno.

TERMORREGULAÇÃO Graças à sudorese, constrição e dilatação da rede vascular cutânea, a pele processa o controle homeostático da temperatura orgânica.

FUNÇÃO SENSORIAL Age como receptor sensitivo de calor, frio, dor, pressão, tato, por meio da complexa e especializada rede nervosa cutânea.

SECREÇÃO A sebácea é importante para a manutenção estrófica da própria pele, evitando a perda de água; além disso, tem propriedades antimicrobianas.

EXCREÇÃO É feita pelas glândulas sudoríparas e sofre influência da temperatura, da umidade do ar e de estímulos nervosos.

O suor é composto de 99% de água e 1% de cloreto de sódio, potássio, ácido lático e ureia. Sua função principal é intervir na regulação da temperatura corporal. Por ser também um canal eliminador, a pele é chamada "terceiro rim".

A vascularização da pele é realizada por dois tipos de vasos sanguíneos, diferenciados pela sua função. De um lado, artérias, veias e capilares responsáveis pela nutrição dos tecidos cutâneos; de outro, um plexo venoso subcutâneo cuja função é regular a temperatura do corpo.

Esses vasos se comunicam por anastomoses arteriovenosas, profusamente inervadas e envoltas por fibras musculares lisas. De acordo

CAPÍTULO 5 **Fundamentos da terapia corporal segundo a ayurveda**

com os estímulos, como aplicação de frio e calor, exercício muscular, estados de ansiedade ou fricções na pele, as fibras musculares lisas podem se contrair ou relaxar, diminuindo ou aumentando o aporte sanguíneo no tecido cutâneo.

O fluxo de sangue que circula na pele é regulado, principalmente, pelo sistema nervoso autônomo. O centro de controle térmico, localizado no hipotálamo, controla o fluxo sanguíneo mediante dois mecanismos: o vaso constritor simpático e o vaso dilatador simpático.

O sistema linfático tem função fundamental na pele, tanto quanto o sistema circulatório. Representa uma via acessória pela qual os líquidos podem fluir dos espaços intersticiais para o sangue. Os canais linfáticos existentes em quase todos os tecidos corporais drenam diretamente o excesso de líquido dos espaços intersticiais. O sistema linfático faz o transporte e a absorção de líquidos.

Como a permeabilidade da membrana do capilar linfático é muito maior que a dos capilares sanguíneos, grandes moléculas, tais como as proteínas, são facilmente absorvidas por esses capilares e transportadas ao canal torácico, sendo devolvidas à circulação sanguínea. Assim, é pelo sistema linfático que se faz a drenagem, proporcionando a diminuição da retenção de líquidos. Vale lembrar que esse sistema tem uma rede muito mais ampla que a sanguínea.

A penetração de medicação tópica por oclusão ou fricção provoca aumento da transpiração e retenção sudoral, elevando a temperatura local com aumento do fluxo sanguíneo. A retenção sudoral aumenta o teor de água das células, o que possibilita maior transporte iônico de moléculas através das células; de outro lado, quanto maior o fluxo sanguíneo na derme maior será a absorção.

A inervação motora da pele é feita pelo sistema nervoso autônomo. A ampla rede de receptores de tato, pressão e temperatura conduz estímulos nervosos até o tálamo e através de fibras que se comunicam com o sistema límbico, promovendo a sensação de conforto e de prazer. Tais sensações estão relacionadas a memórias de mensagens sensoriais já vivenciadas. Provavelmente, experiências como o toque e o aconchego maternos são registros de momentos que remetem a reações de segurança e recompensa.

A pele é o órgão mais importante na avaliação e no tratamento corporal. Por meio dela, pode-se ver a exteriorização de muitos desequilíbrios orgânicos e também do sistema miofascial. Diante de determinadas situações psicocomportamentais, como raiva, medo, insegurança etc., a pele muda de aspecto tornando-se ruborizada ou pálida, conforme o caso. A insônia, por sua vez, traduz-se em uma pele sem viço, flácida e com aspecto cansado.

Podem-se perceber pela pele também alterações de coloração, textura, temperatura, tônus, hidratação, elasticidade, vascularização e inclusive de odor. Já por meio da palpação observa-se a presença de retrações cicatriciais, miogeloses, fibroses e retrações miofasciais.

O primeiro contato entre o indivíduo e o profissional se dá pela pele, o que é essencial para que o toque manual seja instrumento de ação terapêutica.

TERAPIA MANUAL

Uma das técnicas de terapia manual que pode ser associada à ayurveda é a de pompages. Pompage é uma palavra francesa que significa "bombeamento", configurando-se como uma manobra que promove concomitantemente o alongamento muscular e a decoaptação articular. Em 80% da aplicação das pompages ocorre uma normalização articular, o que elimina a necessidade de realização de manobras osteopáticas e/ou quiropáticas.

Outra técnica que associada à ayurveda pode resultar num melhor resultado terapêutico é a utilização do *trigger point*, ou ponto gatilho miofascial. O termo "ponto gatilho miofascial" descreve uma banda tensa dentro do músculo no qual há dor intensa.

O ponto gatilho tem duas características clínicas que explicam a dor miofascial. Uma delas é uma disfunção motora do músculo, caracterizada por rigidez discreta e constante; a outra é uma alteração de sensibilidade caracterizada por dor. A rigidez muscular sempre está presente no ponto gatilho, mas pode haver ausência de dor. A dor pode

CAPÍTULO 5 **Fundamentos da terapia corporal segundo a ayurveda**

se dar no local da anormalidade muscular ou aparecer em outra parte do corpo.

A rigidez muscular ou banda tensa e a dor são traços dinâmicos dos pontos gatilhos que podem ser estimulados de forma mecânica, como por palpação manual ou colocação de uma agulha.

O toque manual faz parte da vida humana. Visa a uma revisão total da vida, não só a um alívio rápido para dores e/ou tensões musculares. O toque manual se dá pela pele, que é o órgão receptor sensitivo de calor, frio, dor, pressão e tato, por meio da complexa e especializada rede nervosa cutânea.

Como já vimos, a pele é o órgão mais importante para a avaliação e o tratamento corporal. Através dela, vê-se a exteriorização de muitos desequilíbrios orgânicos e do sistema miofascial.

ESTÍMULOS DA TERAPIA MANUAL

Pressões, deslizamentos e outras manobras realizadas sobre a pele desencadeiam uma série de estímulos nos seus receptores sensoriais. Os sinais sensoriais, recebidos de receptores de todo o corpo, chegam à medula espinhal pelas raízes sensoriais e ascendem para níveis mais altos do sistema nervoso central.

Basicamente, há cinco tipos diferentes de receptores sensitivos: os mecanorreceptores, os termorreceptores, os nocirreceptores, os quimiorreceptores e os receptores eletromagnéticos. Na terapia manual estimulamos, principalmente, os mecanorreceptores, os termorreceptores e os nocirreceptores.

MECANORRECEPTORES Detectam deformação mecânica do receptor ou de células adjacentes. Na pele, temos os receptores de tato, pressão e vibração. Eles estão localizados em pontos variados por todo o corpo; de acordo com a qualidade do toque, teremos estímulos específicos. A sensação de *tato* resulta da estimulação de receptores táteis localizados abaixo da pele. A sensação de *pressão* é originária da deformação de tecidos mais profundos. Já a sensação de *vibração* advém de sinais sensoriais rapidamente repetidos captados por receptores de tato e pressão.

TERMORRECEPTORES A sensação de temperatura resulta da estimulação de receptores térmicos de frio e calor. Podem-se determinar sensações de frio, frescor, neutralidade, calor e quente em virtude das diferentes gradações de sensações térmicas pelos graus relativos de estímulo dos diferentes tipos de terminação nervosa.

NOCIRRECEPTORES Responsáveis pela percepção da dor na pele e em outros órgãos, estes receptores são terminações nervosas livres. Sua estimulação ocorre de forma difusa em camadas superficiais da pele. A principal característica dos receptores de dor é que alguns – os *receptores de dor mecanossensíveis* –, são especificamente estimulados por lesões mecânicas do tecido; outros, chamados de *receptores de dor termossensíveis*, são sensíveis a extremos de frio e calor; outros ainda, chamados de *receptores de dor quimiossensíveis*, são excitados por diferentes substâncias químicas. A maioria das terminações nervosas livres é sensível a mais de uma classe de estímulos, e também a tato grosseiro, pressões, calor e frio.

QUIMIORRECEPTORES Captam estímulos para o paladar e o olfato e também para promover o equilíbrio entre elementos químicos do organismo (CO_2, O_2 arterial etc.).

RECEPTORES ELETROMAGNÉTICOS Captam os estímulos advindos da luz que atravessa a retina.

A partir da medula, os estímulos seguem para o nível cerebral inferior, onde estão áreas como bulbo, ponte, mesencéfalo, hipotálamo, tálamo, sistema límbico, cerebelo e gânglios da base.

As sensações oriundas de estímulos gerados por terapias manuais chegam principalmente ao tálamo, que projetam-se por fibras nervosas até o córtex sensorial somático, conduzindo a informação que lá será especificamente decifrada e localizada. O córtex cerebral determina características específicas de localização precisa da sensação.

No tálamo, fibras nervosas se projetam, também, para o sistema límbico, determinando a natureza das sensações e conferindo-lhes qualidades como prazer, desprazer, dor e conforto.

CAPÍTULO 5 **Fundamentos da terapia corporal segundo a ayurveda**

O sistema límbico é de grande importância para a compreensão do estímulo manual e de suas respostas ligadas a emoções e comportamento. Nele, duas regiões são muito relevantes para este estudo: 1) o córtex límbico, outra região desse sistema que desempenha um papel de controle e adequação de respostas comportamentais originárias de centros mais inferiores; 2) o hipotálamo, que se encontra no centro do sistema límbico e é uma significativa via eferente motora, ao qual é conferido o controle de funções vegetativas, endócrinas e comportamentais.

Pelo estímulo do sistema límbico e do hipotálamo, os sistemas simpático e parassimpático podem ser ativados, gerando respostas do sistema nervoso autônomo. Essa ligação entre tais sistemas leva à reflexão de que, para o equilíbrio de uma resposta física, tem-se uma resposta comportamental.

A ação integrada de córtex cerebral, tálamo e sistema límbico e a formação reticular do tronco cerebral geram respostas a estímulos que necessitam estar associados a fatos ou sensações vivenciadas anteriormente, para determinar sua qualificação como um acontecimento de prazer e bem-estar.

Para se alcançar resultados positivos na ação terapêutica, devem-se despertar memórias sensoriais que estejam relacionadas com fortes referências sensório-corporais. Como já vimos, o toque manual normalmente desperta lembranças de carinho, segurança e aconchego.

A memória registra apenas as experiências sensoriais marcantes, que trouxeram sensações de prazer, satisfação e recompensa, ou aquelas que provocaram dor e aversão. Assim são formados os fortes traços de memória. Quando nos causam sensação de indiferença, as experiências sensoriais simplesmente não são gravadas.

Numa sessão terapêutica em que se privilegia o toque, quase sempre desencadeia-se, com o relaxamento corporal e mental, um estado de sonolência em função da estimulação dos núcleos da rafe. Da região inferior da ponte e do bulbo partem fibras desses núcleos que se dispersam pela formação reticular, tálamo, hipotálamo e por outras várias regiões do sistema límbico, e caudalmente em direção à medula espinhal, podendo até inibir sinais aferentes de dor.

As fibras provenientes dos núcleos da rafe, que pertencem à formação articular, secretam serotonina, a principal substância neurotransmissora associada ao sono.

A serotonina e a norepinefrina são neurotransmissores químicos para controle de comportamento, pois estão ligadas às promoções de impulsão motoras para o sistema límbico promovendo aumento da sensação de bem-estar. A norepinefrina é ligada, em especial, ao controle da atividade global e à tonalidade afetiva do humor da mente.

AROMATERAPIA E AYURVEDA

O HOMEM, naturalmente, sempre buscou na natureza a solução para seus males e para ampliar seu bem-estar.

O aroma, muito antes de sua utilização terapêutica, já servia ao homem como canal de interação com tudo que o cerca. Ele sensibiliza o indivíduo, remetendo-o a experiências passadas ou despertando sensações que o levam a se aproximar de porções íntimas e peculiares da mente e do espírito. O aroma conversa com nossa mente e nos liga ao mundo que nos cerca.

Certas lembranças inscritas na mente se expressam em reações físicas e sensoriais. O aroma fresco da mata molhada pelo orvalho ao amanhecer, o "cheiro" de infância do bolo saído do forno, o aroma ácido do leite talhado, o cheiro de "limpeza" do lençol de algodão recém-estendido sobre a cama, o cheiro denso do livro folheado depois de anos esquecido numa estante; todos são aromas conhecidos pela maioria dos indivíduos e em cada um provocam sensações específicas que despertam reações distintas.

Da mesma forma, a natureza e seus aromas têm algo específico para "dizer" a cada indivíduo segundo sua essência, gerando reações físicas como salivação, enjoo, apetite e taquicardia, ou respostas mentais como conforto, irritação, relaxamento, aconchego e até saudade.

A neurofisiologia do aparelho olfativo ainda é um desafio para a ciência. Pouco se sabe sobre a sensibilização das células olfativas, já

CAPÍTULO 5 **Fundamentos da terapia corporal segundo a ayurveda**

que o olfato do homem é menos desenvolvido do que boa parte dos animais, sendo no entanto mais elaborado no que diz respeito à gama de sensações e respostas físicas e mentais que se desenrolam com o estímulo.

Segundo a ayurveda, o aroma "conversa" com os *doshas*. Cada *dosha* é estimulado por aromas específicos que combinam com sua essência.

A aromaterapia é de fundamental importância para a ayurveda, já que pode ser combinada com várias terapêuticas e ser apresentada de várias formas. Ervas, madeiras, raízes, flores e frutos, em sua forma natural, têm a capacidade de enviar estímulos às células receptoras olfativas. A maceração desperta outra apresentação do aroma, bem como a incineração ou a extração do óleo essencial.

OS CAMINHOS DO AROMA E A ANATOMIA DO OLFATO

O olfato é um fenômeno cíclico que se inicia sempre quando o indivíduo inspira pelo nariz, porta de entrada do aroma para o corpo. O aroma desperta as mais variadas e peculiares reações no ser humano justamente pelo contato com o nariz, que se caracteriza por ser via direta de contato com o cérebro.

As células olfativas, presentes na mucosa nasal, captam o estímulo e o conduzem pelo nervo olfatório até o sistema nervoso central, região responsável pela compreensão desse estímulo constituída por bulbo e tracto olfatórios, estria olfatória lateral e uncus.

Já se admitiu que o centro do olfato estava no rinencéfalo, tanto que este era chamado de encéfalo olfatório; porém, hoje se sabe que o mais correto é dar essa denominação às estruturas já descritas.

As estruturas que compunham o rinencéfalo são agora consideradas parte do sistema límbico, que é ligado aos fenômenos de emoção, comportamento e controle do sistema nervoso autônomo.

Mesmo não sendo o responsável pela decifração do estímulo, o sistema límbico recebe também impulsos que advêm de receptores olfatórios por meio de fibras que se prolongam das áreas olfatórias, e devido a essas conexões admite-se que reações emocionais, comportamentais

FIGURA 7 **Anatomia do olfato.**

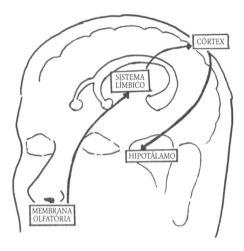

FIGURA 8 **Anatomia do olfato.**

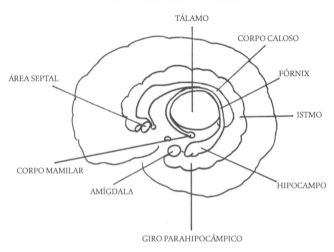

e físicas originam-se desses impulsos. Tal explicação justifica que um aroma possa desencadear reações como relaxamento, alegria, sono etc.

A complexidade do sistema olfatório é apontada em estudos que indicam a possibilidade de as células olfativas captarem em torno de 50 sensações primárias, que despertam as mais variadas reações.

A importância desse achado se torna clara se comparada às três sensações primárias de cor captadas pelos olhos e pelas quatro sensações primárias do paladar captadas pela língua.

O aroma pode ser a combinação de várias sensações olfativas primárias, representando uma avalanche de estímulo para a região olfatória que se dissemina para regiões vizinhas, desencadeando respostas e sensações que se manifestam física e mentalmente.

FIGURA 9 **Fisiologia do olfato.**

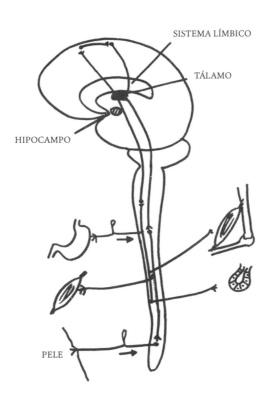

OS *DOSHAS* E SEUS AROMAS

Como já vimos, o aroma sensibiliza o cérebro profundamente e, segundo as características do estímulo, remete à certa reação e interage com a essência dos *doshas*.

As características do aroma e da planta que o originam se identificam com o perfil do *dosha* e desencadeiam reações de estímulo, sedação ou equilíbrio de um *dosha* em particular.

Vata	Aromas quentes, ácidos e doces	Laranja, tangerina, amêndoa, bétula, limão, camomila, melissa, almíscar, cravo-da-índia, gerânio rosa, erva-doce, anis, lavanda, cajepute
Pitta	Aromas frios e doces	Lavanda, menta, rosa, sândalo, jasmim, canela, erva-doce, orquídea, lima, baunilha, mirra, gardênia, gerânio, erva-cidreira
Kapha	Aromas quentes e amadeirados/ condimentados	Eucalipto, cânfora, alecrim, arruda, manjericão, cardamomo, artemísia, canela, mostarda, gengibre, hortelã, pinho, cedro, absinto, almíscar

Cada uma das partes da planta é a manifestação de um elemento, por isso o aroma extraído de determinada porção se liga de imediato a determinado *dosha*.

Porção da planta	Elemento
Raízes	Terra
Tronco	Água
Frutos	Éter
Flores	Fogo
Folhas	Ar

A combinação de aromas deve sempre objetivar o equilíbrio e a harmonia dos *doshas*. Na ayurveda, o uso de essências precisa ser parcimonioso, evitando excessos que desencadeiem processos de irritação.

As essências podem estar presentes em óleos e cremes de massagem, em banhos e compressas, na aromatização de ambientes ou de objetos, como travesseiros, lenços, peças de madeira etc.

É preciso ter cuidado ao manipular os óleos essenciais, pois muitos dos elementos contidos neles podem ser alergênicos e/ou fotossensíveis. Além disso, a proporção tem de respeitar fundamentos químicos, portanto as preparações de produtos que terão contato direto com a pele devem ser aviadas em laboratório, farmácia ou em local que disponha de profissional de aromaterapia.

OS AROMAS E OS CHACRAS

Cada um dos sete principais chacras é equilibrado pela porção energética de determinados aromas.

O aroma é uma importante fonte de estímulo para as sutis funções dos chacras.

Chacra coronário	Mirra, rosa, sândalo, benjoim
Chacra frontal	Artemísia, sândalo, mirra
Chacra cardíaco	Melissa, benjoim, rosa
Chacra laríngeo	Canela, laranja, rosa
Chacra epigástrico	Alecrim, sálvia, limão, cravo
Chacra sexual	Jasmim, ilangue-ilangue, sândalo, tangerina
Chacra básico	Vetiver, pimenta, olíbano

CORES E SONS NA AYURVEDA

As CORES e os sons também apresentam propriedades que auxiliam nas terapêuticas usadas para o equilíbrio dos *doshas* no indivíduo.

CORES

A vibração das cores presentes no arco-íris relaciona-se com os tecidos do corpo e com os *doshas*. As cores são associadas a diversas qualidades. Devem ser utilizadas para atuar no bem-estar do indivíduo, independentemente do seu *dosha*, podendo ser usadas na vestimenta, na decoração da casa e do local de trabalho etc.

As séries de nuances refletem as diferentes facetas de uma cor. Exemplificando, o vermelho pode ser tanto estimulante e reconfortante quanto associado a violência, agressão, dominação, paixão e poder.

Pensando no ideal, a casa de um indivíduo *vata* deve ser decorada com cores pastéis quentes; a de um *pitta*, com cores verdes e azuis frios; e a de um *kapha*, com cores vivas.

Kapha deve evitar o branco. Com exceção das cores verde e azul-escuro, todas as outras acalmam o *dosha kapha*. As cores fortes, vivas e marcantes, como vermelho e amarelo, estimulam *kapha*.

Vata deve evitar cores sóbrias, como preto, tons de bege e azul celeste. Para estimular o *dosha vata*, o indivíduo deve usar cores alaranjadas, marrons e tons de terra.

Pitta deve evitar o vermelho, o amarelo e o preto. Para equilibrar *pitta*, deve-se usar verde, azul e violeta.

Cor	Equilibra	Estimula
Violeta	*Kapha/ Pitta*	*Vata*
Azul	*Pitta*	*Kapha/Vata*
Verde	*Pitta*	*Kapha*
Amarelo	*Kapha*	*Pitta*
Laranja	*Kapha/Vata*	*Pitta*
Vermelho	*Kapha/Vata*	*Pitta*

SONS

As vibrações sonoras advindas da natureza, do homem e de todo o universo interagem com a vibração dos elementos que compõem cada *dosha*. Os sons são associados a terapêuticas diversas, mas também podem ser tratados como terapêutica única: a musicoterapia.

Os sons fazem parte da vida, e em cada momento dela há uma representação específica. O equilíbrio dos *doshas*, a fase da vida que vive, o momento do dia ou a ação que está sendo realizada no momento interferem na relação que o indivíduo tem com determinado som.

CAPÍTULO 5 **Fundamentos da terapia corporal segundo a ayurveda**

Os sons da natureza tendem a se harmonizar com o indivíduo se os *doshas* dele estiverem em equilíbrio. Os sons de vento, água, trovão, canto dos pássaros, crepitar do fogo, chuva e mar remetem a um estado de paz, já que interagem diretamente com os cinco elementos, mantendo o equilíbrio da ecologia interna do indivíduo.

O mundo moderno leva o indivíduo a uma estimulação sensorial excessiva, obrigando-o a conviver com vários tipos de poluição, dentre elas a sonora. Tais sons, além de repetitivos, são agressivos e pobres no seu valor sensorial associativo.

Doshas	Sons que equilibram
Vata	Relaxantes/rítmicos
Pitta	Relaxantes/sons da natureza
Kapha	Vibrantes /estimulantes

A NEUROFISIOLOGIA DO ESTÍMULO VISUAL E SONORO

O estímulo luminoso que chega à retina segue como impulso nervoso pelos nervos ópticos e por estruturas do conjunto de condução do estímulo óptico até o córtex visual, no lobo occipital. O estímulo que chega ao córtex visual se projeta para áreas de associação visual, dando padrões mais complexos de processamento e interpretação à informação visual.

As ondas sonoras que chegam ao ouvido são discriminadas de acordo com a frequência e em seguida transmitidas ao sistema nervoso central. O estímulo sonoro alcança, inicialmente, a membrana timpânica e segue pela cadeia ossicular do ouvido interno. A partir daí, é captado pelos receptores sensoriais e conduzido na forma de impulso nervoso pelo nervo coclear.

As fibras nervosas cocleares chegam até o núcleo coclear no tronco cerebral estendendo-se ao córtex auditivo. No córtex auditivo há duas regiões distintas: o córtex auditivo primário e o córtex de associação auditiva.

Neste capítulo, conclui-se que tanto o estímulo visual quanto o sonoro que chegam até o córtex cerebral e as suas áreas de associação levam informações para regiões com funções intelectuais globais, de adequação comportamental, de memória e de elaboração de emoções (tálamo, hipotálamo, formação reticular, sistema límbico). Nessas regiões, os estímulos geram reações que podem ser associadas aquelas que relacionam uma cor ou um som a sensações já conhecidas e vivenciadas.

Este capítulo descreve aplicações dos fundamentos ayurvédicos em terapias corporais.

PALAVRAS-CHAVE

Massagem ayurvédica

Marmaterapia

Aromaterapia

Terapia por cores e sons

Fáscia/pele

Terapia manual

Anatomia e neurofisiologia do olfato,
do estímulo visual e sonoro

Chacras

CAPÍTULO 6

MARMATERAPIA

A PRÁTICA DE REEQUILIBRAR a saúde pressionando pontos específicos na pele é muito comum tanto na medicina tradicional chinesa quanto na indiana, tendo se tornado também popular no Ocidente.

Na medicina ayurvédica, a técnica é conhecida como marmaterapia. A palavra "marma" vem do sânscrito e se refere a "região sensível".

A marmaterapia é mais antiga do que o conhecimento dos pontos de acupuntura, e para a ayurveda a preservação dos pontos *marma* é igualmente vital à preservação dos nervos e dos vasos sanguíneos.

Pontos marma são localizações específicas de cruzamento do corpo físico e energético com o mundo exterior. Eles são importantes pontos diagnósticos e terapêuticos.

O conhecimento sobre a ciência dos *marmas* data dos primórdios da medicina védica. Os *marmas* foram importantes para as artes marciais. Os guerreiros vedas praticavam as antigas artes marciais para desenvolver energia pessoal, coragem e autodisciplina. Protegiam as áreas vitais segundo o conhecimento e o controle do prana e de seus pontos-chave (*marmas*). Os golpes, os movimentos e as armaduras (*varma*), desenvolvidas ao longo do tempo, eram aplicados para proteger esses pontos vitais. Até hoje existem artes marciais preservadas, principalmente no sul da Índia, cujo conteúdo central é o conhecimento dos *marmas*.

No ioga, o conhecimento dos *marmas* também é fundamental. Os ássanas, posturas, geram trações que os estimulam na região acionada facilitando a circulação prânica. Durante os exercícios respiratórios (pranaiamas) a meditação pode focar *marmas* específicos objetivando, por exemplo, o desenvolvimento de determinado órgão. O conhecimento da ciência dos *marmas* é, portanto, fundamental para o instrutor de ioga alcançar práticas cada vez mais eficazes. Os pontos *marma* são ainda estimulados por massagens, alongamentos e também por uma técnica tradicional da medicina ayurvédica conhecida como *panchakarma*, que é o ato de derramar óleo de maneira contínua e suave sobre um *marma*.

A marmaterapia tem como principal recurso o toque terapêutico, em razão de os pontos *marma* localizarem-se na pele. Massagem, pompage, acupressura, manobras de normalização articular e as técnicas de manipulação miofascial são práticas que têm como ponto primordial o toque terapêutico e atuam diretamente sobre os pontos *marma*.

Ao ser estimulados, de acordo com sua localização na pele, os *marmas* promovem reações específicas não só na região do toque como em zonas reflexas que se estendem para outros tecidos, órgãos e glândulas. Isso ocorre porque cada *marma* está ligado a um *nadi*.

OS *MARMAS* E OS CHACRAS

Os *NADIS* são nervos sutis que formam o complexo circulatório do prana no organismo, nas sedes dos *doshas* e nos chacras. Estes são importantes centros de concentração de prana e estão relacionados ao sistema endócrino.

Nas técnicas de massagem, principalmente na massagem ayurvédica, são estimulados todos os *marmas*, sobretudo os relacionados aos sete chacras.

Chacra	Marma	Localização
Muladhara	Guda	Ânus
Svadhisthana	Kukundara	Face interna da espinha ilíaca posterossuperior
Manipura	Nabhi	Umbigo
Anahata	Hridaya	Terço médio do osso esterno
Vishuddha	Nila Manya	Porção superior da traqueia, entre o ângulo posteroinferior da mandíbula e o processo mastoídeo
Ajna	Sthapani	Entre as sobrancelhas, na junção do osso frontal com os ossos nasais
Sahasrara	Adhipati	No terço médio da sutura sagital craniana, região da moleira

PRANA

"**Prana**" é uma palavra de origem sânscrita traduzida por "energia vital". Os animais, os vegetais, o homem, tudo que é vivo se move por meio dessa energia captada do universo que serve como combustível e matéria-prima para a vida.

O prana alimenta os *doshas* e é responsável por seu movimento, bem como pelo acúmulo de energia nas suas sedes. Os cinco elementos

FIGURA 10 **Prana.**

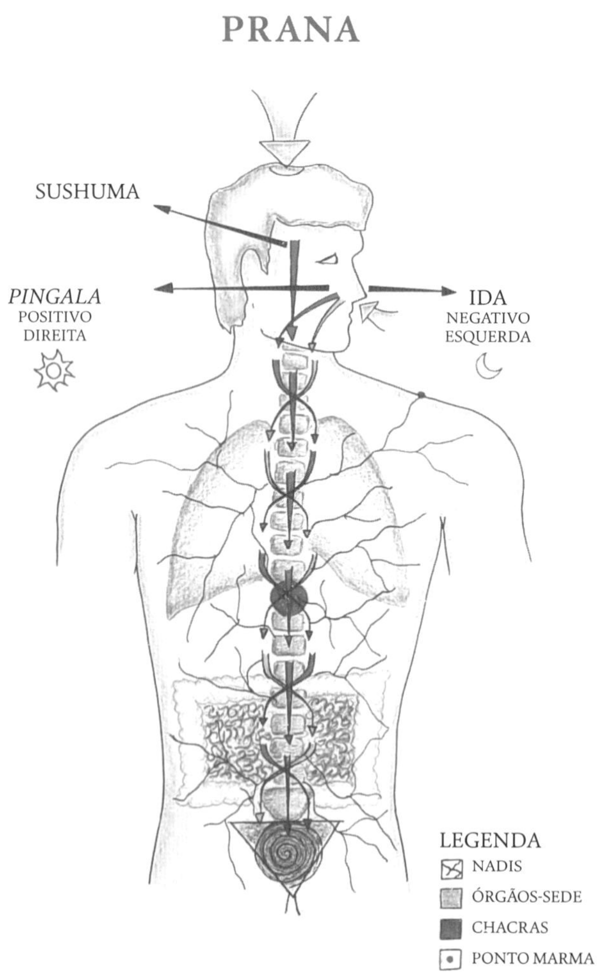

CAPÍTULO 6 **Marmaterapia**

surgem a partir de uma manifestação energética do universo, de uma manifestação prânica.

Os *nadis* que chegam à pele terminam em pontos de comunicação do corpo sutil e o mundo exterior: os pontos *marma*. Estes podem ser comparados aos receptores sensoriais.

O prana é captado, no ser humano, principalmente pela respiração e pelo chacra *sahasrara*, e de forma secundária, pelos alimentos vegetais, água, sol, terra, que circulam no organismo pelos *nadis*.

O caminho do prana captado pela respiração começa pelas narinas, onde se polariza; na narina direita inicia-se o canal solar, positivo, *pingala*; e na narina esquerda o canal lunar, negativo, *ida*.

Ida e *pingala* descem serpenteando o canal central, *sushuma*, neutro, que traz o prana advindo do chacra *sahasrara*. Os três canais principais seguem ao longo da coluna e distribuem o prana pelos *nadis* para órgãos e tecidos internos, glândulas e pontos *marma* localizados na pele.

Dessa forma, pode-se compreender como esse sistema de circulação prânica, que liga o meio externo ao interno, aciona a estimulação dos *marmas* e influencia a preservação da saúde.

OS *MARMAS* E OS CINCO ELEMENTOS

A **MARMATERAPIA** atua no reequilíbrio dos *doshas* relacionando os pontos *marma* na pele aos cinco elementos. Cada um dos elementos está ligado a uma região corporal.

Elemento	Região
Terra	Dos pés aos joelhos
Água	Dos joelhos até a região anal
Fogo	Da região anal até o coração
Ar	Do coração até a região entre as sobrancelhas
Éter	Da região entre as sobrancelhas até o topo da cabeça

CORPO E AYURVEDA

CLASSIFICAÇÃO DOS *MARMAS*

Os *MARMAS* marcam a junção do corpo com a mente. São locais capazes de estimular processos corporais conscientes/inconscientes, respostas mentais e sensoriais ou reações emocionais. Tratá-los pode equilibrar a mente e as emoções, incluindo as de natureza subconsciente, como os vícios. Além disso, trata de processos dolorosos e suas origens.

Os pontos *marma* são classificados conforme seus componentes físicos predominantes, tais como músculos, vasos, ligamentos, articulações e ossos.

Todos os vasos carregam todos os três *doshas*, ou seja, suas distinções *dôshicas* são somente considerações generalizadas.

1. *Marmas* com base em músculos (*marmas mamsa*), relacionados a estrutura como a fáscia, as membranas serosas e os músculos.

2. *Marmas* com base em vasos (*marmas sira*), relacionados a vasos ou canais que conduzem principalmente fluidos pelo corpo, como o sangue e os vasos linfáticos. Subdividem-se em:

   a) vasos que transportam *vata*: de coloração escura, são ligados aos canais nervosos (sistema nervoso periférico);

   b) vasos que transportam *pitta*: de coloração amarelada, são ligados ao mecanismo de controle da temperatura corporal e à condução da bílis e da linfa; e também vasos menores que transportam enzimas (sistema circulatório periférico).

   c) vasos que transportam *kapha*: de coloração esbranquiçada, são ligados também aos vasos linfáticos e aos canais que conduzem a mucosa e o plasma (sistemas linfático e respiratório).

   d) vasos que transportam sangue: de coloração avermelhada como as artérias e as veias.

3. *Marmas* com base em ligamentos (*marmas snayu*), relacionados aos tecidos como ligamentos, tendões, músculos e aponeuroses.

CAPÍTULO 6 **Marmaterapia**

4   *Marmas* com base em ossos (*marmas asthi*), relacionados a ossos, cartilagem, dentes e unhas.

5   *Marmas* com base em articulações (*marmas sandhi*), que são importantes regiões sensíveis no corpo tanto para o prana quanto para os *doshas*. Podem ser *marmas* grandes e complexos.

Os pontos *marma* da pele são estimulados por pressão, fricção, tração e estímulo térmico. O uso de óleos e aromas potencializa o estímulo.

Na massagem dos *marmas* utilizam-se trações e fricções como estímulo. Na acupressura realiza-se cuidadosa pressão do polegar sobre o ponto. A estimulação *marma* realizada com movimentos no sentido horário tonifica e fortalece os órgãos e tecidos internos; realizada no sentido anti-horário, colabora para a eliminação de toxinas. A massagem num ponto *marma* deve durar de três a cinco minutos e pode ser feitas duas vezes ao dia.

OS *MARMAS* E OS *DOSHAS*

QUANDO UM *marma* se encontra em desequilíbrio, cada *dosha* pode se manifestar de maneira distinta. Então podem-se analisar os fatores desencadeantes e os sintomas sistêmicos relacionados a cada *dosha*.

1   Fatores que aumentam os *doshas* nos locais dos pontos *marma*:

›   O *dosha vata* pode ser afetado por danos externos causados aos *marmas* relacionados aos nervos, aos ossos, às articulações ou a ferimentos com perda de sangue, como também por frio, secura e vento. *Vata* pode ficar prejudicado também por fatores internos como fraqueza, debilidade de tecidos, digestão nervosa ou hiperatividade.

›   O *dosha pitta* pode aumentar nos *marmas* por fatores internos como hiperatividade, febre, inflamação ou intoxicação, assim como por fatores externos como excesso de exposição ao calor, ao fogo, a luzes brilhantes ou a produtos químicos cáusticos.

> O *dosha kapha* pode aumentar nos *marmas* por fatores internos como acúmulo de peso, de água (edema), saliva, congestão ou inércia, e também por fatores externos como o frio, a umidade e ambientes abafados.

2 Sintomas de *doshas* em excesso nos locais dos pontos *marma*:

> *Dosha vata*: dor no local do *marma* e em todo o corpo, assim como sintomas de medo, ansiedade, tremores, constipação, insônia e agitação nervosa.
> *Terapias para redução desses sintomas*: aplicação de calor, massagem com óleo aquecido ou com ervas como gengibre e canela.

> *Dosha pitta*: sensação de calor, irritabilidade e febre em quase todo o corpo; inflamações ou sangramentos no ponto *marma*, assim como sensação de queimação, hiperatividade, diarreia, olhos avermelhados ou fotofobia.
> *Terapias para redução desses sintomas*: aplicação de frio (gelo), de óleos refrescantes como o de coco e de ervas refrescantes, como o sândalo ou rosas.

> *Dosha kapha*: acúmulo de líquidos (edema) e congestão, assim como sensação de peso, letargia, tosse, cansaço e inércia.
> *Terapias para redução desses sintomas*: aplicação de calor, jejum, uso de condimentos fortes como gengibre e pimenta vermelha, assim como uso de óleos aromáticos que aquecem, como eucalipto ou gengibre.

Podem-se ainda observar sinais de *doshas* elevados na região do ponto *marma* na pele.

Vata	Sensações de frio ou secura Sensibilidade ao vento Rachaduras ou aspereza da pele Dores fortes ou agudas
Pitta	Sensações de calor ou umidade Oleosidade da pele Vermelhidão, hematoma Erupções na pele Dor com sensação de queimação
Kapha	Sensações de frio ou umidade Palidez Edemas, dor contínua Congestão, depósitos de gordura

ÓLEOS E AROMAS NA MARMATERAPIA

A AROMATERAPIA é uma das formas mais eficazes da terapia *marma*.

Os óleos aromatizados têm grande efeito sobre os *marmas*, irradiando sua influência sobre diferentes órgãos e sistemas do corpo e da mente. Os aromas harmonizam os *marmas* reduzindo *doshas* em excesso e aumentando *ojas*, o poder imunológico.

A aromaterapia é um recurso simples de ação sobre os *marmas*, pois pode ser apenas aplicada ou usada como parte de uma massagem.

Os óleos com poder de aquecimento como os de gergelim, oliva ou amêndoas devem ser utilizados para *vata* e em grande quantidade.

Os óleos com poder de resfriamento como os de coco, açafrão e girassol são mais bem aproveitados em *pitta*.

Os óleos mais leves e picantes como os de mostarda, damasco e açafrão devem ser utilizados em *kapha*. O óleo de gergelim também pode ser usado em *kapha*, porém em menor quantidade.

OS PONTOS *MARMA*

CABEÇA E PESCOÇO

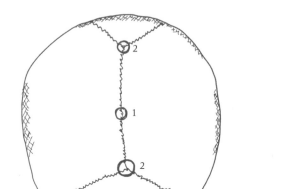

FIGURA 11 **Pontos *marma* da cabeça e do pescoço**

1. ADHIPA
2. SIMANTA

Simanta

TIPO Articulação.
LOCALIZAÇÃO Abrangente, corresponde a duas regiões: junção no crânio entre a sutura sagital e a sutura coronal (anteriormente) e ponto de encontro entre a sutura sagital e a sutura lambdoide (posteriormente).
AÇÃO Controla o chacra *sahasrara* (do alto da cabeça), o sistema nervoso, o sistema circulatório, o prana e a mente. Atua sobre todo o processo de nutrição, circulação e inervação do crânio e do cérebro.
TERAPÊUTICA A acupressura é feita sobre os dois principais pontos, mas ao longo das suturas sagital, coronal e lambdoide pode ser realizada a massagem associada a óleos aromáticos. Óleos aromáticos calmantes aquecidos podem ser usados na massagem para acalmar *vata* e relaxar a mente.

Adhipati

TIPO Articulação.
LOCALIZAÇÃO Central, sobre a sutura sagital, entre os dois pontos de localização do *marma simanta*.
AÇÃO Controla o chacra *sahasrara*, a circulação prânica de todo o corpo, a mente, a circulação dos fluidos cerebrais, o pensamento, as lembranças e as percepções mais sutis. Age sobre todas as estruturas do sistema nervoso central e periférico.
TERAPÊUTICA O ponto pode ser trabalhado pela acupressura intensa associada ao uso de óleos aromáticos que equilibrem *vata* ou óleos doces para beneficiar cefaleias e enxaquecas. O óleo pode ser usado levemente aquecido.

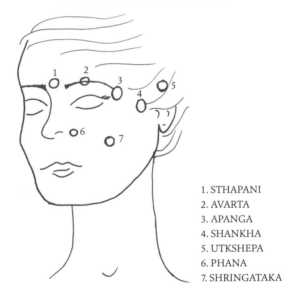

FIGURA 12 **Pontos *marma* da face.**

1. STHAPANI
2. AVARTA
3. APANGA
4. SHANKHA
5. UTKSHEPA
6. PHANA
7. SHRINGATAKA

Sthapani

TIPO Vaso.
LOCALIZAÇÃO Superior à linha média da sutura frontonasal (entre as sobrancelhas).

AÇÃO Controla o chacra *ajna*, a circulação prânica, a mente, os sentidos e a glândula pituitária. É o ponto de encontro de seis importantes *nadis* que se encontram na cabeça. Atua sobre o sistema circulatório e nervoso facial e orbital e na drenagem das glândulas linfáticas submandibulares.

TERAPÊUTICA A massagem intensa e circular associada a óleos aromáticos calmantes alivia o estresse do corpo e da mente. A acupressura pode ser combinada com massagens na testa. Óleos estimulantes como cânfora, eucalipto e alecrim ativam os sentidos.

Avarta

TIPO Articulação.

LOCALIZAÇÃO (Bilateral) Sobre o forâmen supraorbital do osso frontal (aproximadamente no terço médio da sobrancelha).

AÇÃO Controla o sentido da visão, a circulação geral de *vata* e interfere na postura corporal.

TERAPÊUTICA A acupressura deve ser suave e, associada a óleos aromáticos, como camomila, melissa, erva-doce e gerânio-rosa, acalma *vata*. Aromas como cânfora, alecrim, eucalipto e manjericão estimulam a circulação do prana na cabeça.

Shankha

TIPO Osso.

LOCALIZAÇÃO (Bilateral) Terço médio entre a região temporal e o ângulo lateral do olho e a orelha.

AÇÃO Controla o órgão do sentido do toque, o movimento descendente de *vata*, o *vata* no intestino grosso, a drenagem das glândulas parótidas superficiais, a musculatura, a circulação e a inervação da região.

TERAPÊUTICA A massagem sobre esse ponto deve ser circular e suave. Óleos aromáticos calmantes como camomila, amêndoa e lavanda relaxam a mente, estimulam o sono e acalmam *vata*. Aromas estimulantes como gengibre e mostarda aliviam dores de cabeça na região.

Utkshepa

TIPO Ligamento.
LOCALIZAÇÃO Acima e posteriormente ao *marma shankha* na região temporal. Esse marma encontra-se na linha superior à orelha.
AÇÃO Controla o órgão do sentido do olfato, o intestino grosso, o movimento descendente do prana e o movimento de *vata*.
TERAPÊUTICA A acupressura deve ser suave para controlar *vata* e acalmar a mente. A massagem sobre o *marma* pode ser associada a óleos calmantes.

Apanga

TIPO Vaso.
LOCALIZAÇÃO (Bilateral) Ângulo ocular lateral sobre a face orbital do osso zigomático.
AÇÃO Controla o sentido da visão. Atua sobre a circulação ocular, nervos óticos e ciliares, drenagem das glândulas linfáticas parótidas superiores, ossos zigomático e esfenoide e articulação temporomandibular.
TERAPÊUTICA Ponto indicado para acupressura por movimento circular intenso. O uso de óleos aromáticos refrescantes é indicado, mas deve-se ter cuidado com a região dos olhos.

Shringataka

TIPO Vaso.
LOCALIZAÇÃO Ponto interno presente no palato mole. Pode-se trabalhar no ponto correspondente no rosto sobre o forâmen infraorbital.
AÇÃO Controla o sentido do paladar e também atua sobre os sentidos da audição, da visão e do olfato. Estimula a forma sutil de *kapha* (*ojas*), que promove a nutrição do prana que circula na cabeça.
TERAPÊUTICA Sobre o ponto reflexo facial a massagem deve ser suave associada a óleos aromáticos calmantes para equilibrar o *vata* da cabeça. Para o equilíbrio de *kapha*, usam-se óleos aromáticos como alecrim,

eucalipto e cardamomo. O toque da ponta da língua sobre o ponto do palato mole ou o contato de ervas dentro da boca estimula os sentidos e o chacra *sahasrara* (chacra da cabeça).

Phana

TIPO Vaso.
LOCALIZAÇÃO (Bilateral) Logo acima da aleta nasal. A região lateral do osso do nariz é ligada a esse *marma*.
AÇÃO Controla a captação do prana da respiração, o *kapha* da cabeça, os *nadis ida* e *pingala*, o sentido do olfato, as fossas/cavidades nasais e a inervação, circulação, os músculos e ossos faciais.
TERAPÊUTICA A acupressura é realizada em movimentos circulatórios com pressão intensa. Esse *marma* é indicado para dores de cabeça, congestão dos seios faciais e expectoração de secreções pulmonares. Óleos para equilibrar *kapha* podem ser associados para potencializar o tratamento.

FIGURA 13 **Pontos *marma* da cabeça e pescoço.**

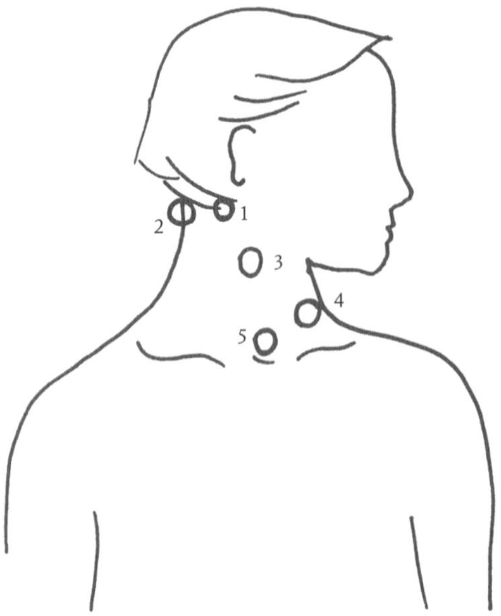

1. VIDHURA
2. KRIKATIKA
3. MANYA
4. MATRIKA
5. NILA

Krikatika

TIPO Articulação.
LOCALIZAÇÃO (Bilateral) Porção média do bordo occipital.
AÇÃO Controla a postura corporal, o *kapha* que sustenta a estrutura corporal, o sistema circulatório da cabeça e o subconsciente.
TERAPÊUTICA Como a capa muscular da região é forte, a pressão sobre o ponto deve ser intensa. Podem ser associados óleos aromáticos como gengibre e mostarda para estimular o *kapha* da região (estrutura). A acupressura sobre esse ponto alivia as tensões musculares da região dorsal, dores de cabeça que se apresentam na nuca, além de beneficiar a organização postural.

Vidhura

TIPO Ligamento.
LOCALIZAÇÃO (Bilateral) Inferior ao processo mastoídeo.
AÇÃO Controla o sentido da audição, a circulação de prana na região das estruturas auditivas, o músculo mastoide, o nervo facial, a inervação e a circulação do sistema auditivo.
TERAPÊUTICA A acupressura sobre esse ponto é principalmente indicada para a redução de *vata* em quadros de ansiedade e agitação mental. A massagem associada a óleos aromáticos penetrantes como cânfora, hortelã, menta e eucalipto beneficiam a desobstrução do canal auditivo. Os óleos calmantes são associados no tratamento de dores de ouvido (usar levemente aquecido), irritabilidade auditiva e zumbidos.

Sira matrika

TIPO Vaso.
LOCALIZAÇÃO *Marma* interno formado por vasos sanguíneos, lateral à traqueia, sobre as ramificações da artéria carótida.
AÇÃO Controla o fluxo de sangue do coração para a cabeça, o sistema nervoso central, o movimento ascendente do prana. Atua sobre a por-

ção lateral e posterior do pescoço, lateral da cabeça, meninges, tireoide, amídalas, língua, ouvido interno, circulação da veia jugular interna e nervos pneumogástrico e frênico.

TERAPÊUTICA O uso de óleos é mais indicado para a região do que a acupressura. A área deve ser massageada suavemente com óleos aromáticos. Aromas relaxantes e condimentados são indicados.

Manya

TIPO Vaso.

LOCALIZAÇÃO (Bilateral) Entre o ângulo posteroinferior da mandíbula e o processo mastoídeo.

AÇÃO É um *marma kapha*. Controla o sistema circulatório (plasma e sangue), as glândulas salivares, a língua, o sentido do paladar, o movimento ascendente do prana.

TERAPÊUTICA A acupressura pode ser usada, tendo-se o cuidado de observar a pressão sobre a rede ganglionar, circulatória e nervosa adjacente. O uso de óleos para o equilíbrio de *kapha* beneficia afecções das vias aéreas superiores.

Nila

TIPO Vaso.

LOCALIZAÇÃO (Bilateral) Lateral ao terço superior da traqueia, sobre a veia jugular.

AÇÃO Controla a absorção de calor da pele (*pitta*), o movimento ascendente do prana, a circulação sanguínea cerebral, o equilíbrio da tireoide e a fala.

TERAPÊUTICA A acupressura deve ser evitada nesse ponto devido à sua localização, que é sobre a veia jugular. A aplicação de óleos aromáticos e compressas é o procedimento mais indicado para esse *marma*.

MÃOS

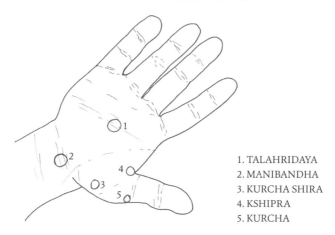

FIGURA 14 **Pontos** *marma* **da mão.**

1. TALAHRIDAYA
2. MANIBANDHA
3. KURCHA SHIRA
4. KSHIPRA
5. KURCHA

Kshipra

TIPO Ligamento
LOCALIZAÇÃO (Bilateral) Entre o primeiro e o segundo metacarpo, sobre o músculo adutor do polegar na face palmar da mão com correspondência na região dorsal da mão.
AÇÃO Atua sobre o coração e o pulmão e sobre a nutrição de seus tecidos. Controla os músculos adutores do polegar, o nervo mediano e o sistema circulatório da região.
TERAPÊUTICA A massagem sobre o ponto pode ser intensa, ativando a circulação de todo o membro superior. Estimula a circulação do prana por todo o corpo. Para melhores resultados, associar óleos aromáticos e/ou ervas em pó. Aromas picantes são os mais indicados (gengibre, mostarda, eucalipto, gengibre, canela).

Talahridaya

TIPO Músculo.
LOCALIZAÇÃO (Bilateral) No centro da palma da mão, na linha do dedo médio sobre seu tendão flexor.

AÇÃO Controla a circulação prânica de todo o corpo, o sistema respiratório e circulatório da porção superior do corpo, os termorreceptores da pele e as mãos como órgãos motores, os músculos palmares e suas inervações.

TERAPÊUTICA Sobre este *marma* a massagem circular e a acupressura devem ser intensas, mesmo sendo um ponto sensível. Deve-se optar pelo uso de óleos aromáticos penetrantes (eucalipto, cânfora, gengibre). O ato de esfregar as palmas das mãos aquece e estimula esse *marma*.

Kurcha

TIPO Ligamento.

LOCALIZAÇÃO (Bilateral) Sobre a articulação metacarpofalangiana do polegar. Existem *marmas kurcha* secundários nas articulações metacarpofalangianas dos outros dedos.

AÇÃO *Marma* importante para o controle de *vata*. Controla a acuidade visual, a potencialização dos outros sentidos, o prana que fortalece os nervos, os músculos flexores, adutores, abdutores e extensores do polegar e as ramificações do nervo mediano na região do polegar.

Kurchashira

TIPO Ligamento.

LOCALIZAÇÃO (Bilateral) Na altura da articulação carpometacarpiana do polegar na região tenar.

AÇÃO *Marma* ligado à digestão e ao *agni*. Controla a mente e o sistema nervoso acalmando *vata*, todos os músculos flexores, adutores e abdutores do polegar. Influencia a visão e sua acuidade.

TERAPÊUTICA A massagem sobre esse *marma* é intensa e a acupressura beneficia a circulação do prana e o aumento do *agni*. O uso de óleos aromáticos refrescantes (rosa, camomila, laranja) beneficia a visão. Óleos estimulantes (gengibre, canela, cravo, cardamomo) equilibram *agni* e a digestão. Óleos calmantes (sândalo, erva-doce, melissa) acalmam *vata*.

Manibandha

TIPO Articulação.
LOCALIZAÇÃO (Bilateral) Na porção radial do pulso sobre os ossos do carpo, tanto na poção anterior como posterior. O *marma* abrange toda a porção radial do pulso.
AÇÃO Controla o sistema esquelético, os movimentos da mão, a circulação periférica, o líquido sinovial das articulações da mão, todos os ligamentos e inervações do pulso.
TERAPÊUTICA A massagem sobre o *marma* deve ser moderada e a acupressura beneficia o fluxo de energia da mão. O óleo de amêndoa é usado para o sistema esquelético e óleos penetrantes (bétula, cânfora, canela) aliviam dores e edemas das articulações das mãos.

MEMBROS SUPERIORES

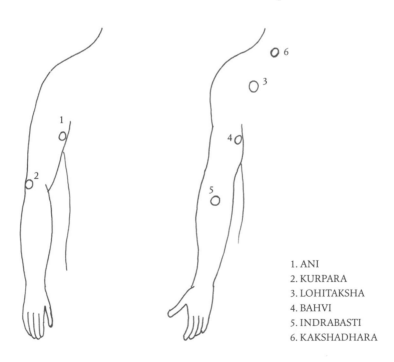

FIGURA 15 **Pontos *marma* dos membros superiores.**

1. ANI
2. KURPARA
3. LOHITAKSHA
4. BAHVI
5. INDRABASTI
6. KAKSHADHARA

Indrabasti

TIPO Músculo.

LOCALIZAÇÃO (Bilateral) Terço médio do antebraço na face anterior.

AÇÃO Controla o sistema digestivo, o *agni,* o intestino delgado e o prana responsável pela contração dos membros, os movimentos peristálticos e o fluxo sanguíneo. Músculos, artérias, veias e a inervação da região também são controlados pelo *marma.*

TERAPÊUTICA Os movimentos intensos e circulares sobre o *marma* são bem tolerados, e se associados ao uso de óleos aromáticos quentes e picantes – como mostarda, gengibre, anis e cardamomo – estimulam a digestão e o funcionamento do intestino.

Kurpara

TIPO Articulação.

LOCALIZAÇÃO (Bilateral) Articulação do cotovelo. O ponto principal encontra-se no epicôndilo lateral e no seu correspondente no epicôndilo medial, mas toda a articulação é considerada o *marma.*

AÇÃO Controla o sangue e o sistema circulatório, o prana que alimenta os movimentos internos. O *marma* do cotovelo direito controla o fígado e o do cotovelo esquerdo, o pâncreas, o baço e os canais que promovem as circulações do sistema digestivo. Todas as estruturas musculares, circulatórias e nervosas da região do cotovelo são reguladas pelo *marma.*

TERAPÊUTICA A região dos epicôndilos é resistente à pressão. Para a massagem, a associação de óleos aromáticos picantes como mostarda, coentro, gengibre e cardamomo ajuda a digestão.

Ani

TIPO Ligamento.

LOCALIZAÇÃO (Bilateral) Terço inferior do braço, sobre o corpo do músculo bíceps.

AÇÃO Controla os canais (*srotas*) que participam do metabolismo da água, o pâncreas, os rins, os nervos mediano e radial, estruturas circulatórias e musculares da região.

TERAPÊUTICA A massagem e a acupressura na região são de fácil aplicação. Os óleos mais indicados para o ponto são os picantes e quentes como de mostarda, gengibre e cardamomo.

Bahvi

TIPO Vaso.

LOCALIZAÇÃO (Bilateral) Terço médio do braço, sobre o corpo do músculo bíceps.

AÇÃO Controla o plasma, o metabolismo da água, o tecido de regeneração e tem correspondência com o prana que rege os ligamentos e os membros superiores.

TERAPÊUTICA A acupressura beneficia a circulação linfática e a massagem com óleos aromáticos estimulantes como canela, gengibre e tomilho ajuda a circulação. Para o equilíbrio do sistema linfático é indicado o uso de cânfora, hortelã e cardamomo. Óleos de amêndoa e mostarda aquecem a região.

Lohitaksha

TIPO Vaso.

LOCALIZAÇÃO (Bilateral) No centro da fossa axilar sobre a artéria axilar.

AÇÃO Controla o sistema linfático (principalmente da região superior do corpo), a circulação periférica, músculos, artérias, veias e inervação da região.

TERAPÊUTICA *Marma* para acupressura (intensidade moderada) que atua sobre a drenagem linfática e sobre a liberação das tensões musculares da região do membro superior, ombro, escápula e peitoral. Para o benefício do sistema linfático é indicado o uso de óleos para redução de *kapha*, como canela, eucalipto, cardamomo, hortelã.

Kakshadhara

TIPO Ligamento.
LOCALIZAÇÃO (Bilateral) Abaixo da porção média da clavícula, sobre o músculo peitoral menor.
AÇÃO Controla a região dos ombros, sua musculatura, circulação e inervação. Interfere na postura corporal.
TERAPÊUTICA A massagem e a acupressura aliviam as tensões musculares da região e a rigidez gerada por desgaste articular (*vata* elevado). Óleos aromáticos como eucalipto, cardamomo e canela podem ser levemente aquecidos para beneficiar o *marma*.

TRONCO ANTERIOR

FIGURA 16 **Pontos *marma* do tronco anterior.**

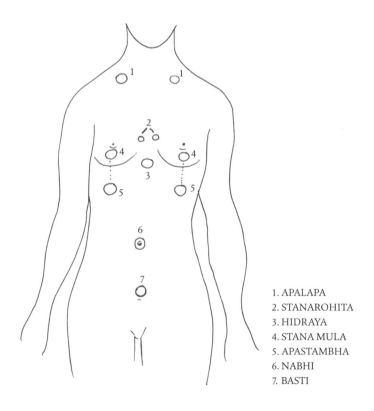

1. APALAPA
2. STANAROHITA
3. HIDRAYA
4. STANA MULA
5. APASTAMBHA
6. NABHI
7. BASTI

CAPÍTULO 6 **Marmaterapia**

Basti

TIPO Ligamento.
LOCALIZAÇÃO Região média entre a sínfise púbica e o umbigo, sobre a região abdominal baixa.
AÇÃO Controla o chacra *svadishthana* (sacral), os sistemas muscular, reprodutivo e urinário. Está ligado à sede de *vata* e ao prana descendente e a todas as estruturas circulatórias, linfáticas, musculares, ligamentares e nervosas da região abdominal.
TERAPÊUTICA Como esse *marma* ocupa uma área maior, a massagem pode ser feita usando a palma da mão ou três dedos unidos (indicador, médio e anular). A massagem e a acupressura devem ser suaves e associadas a óleos aromáticos.

Por ser uma região muito ligada a *vata*, o uso de óleos (camomila, cardamomo, erva-doce, laranja, rosa) levemente aquecidos dissipa gases, alivia tensões e desconfortos abdominais. Para abdomes flácidos, próprios de indivíduos *kapha* em desequilíbrio, é indicado o uso de aromas penetrantes como canela, cravo e cânfora, associado a massagens vigorosas.

Nabhi

TIPO Vaso.
LOCALIZAÇÃO Região umbilical (sobre o umbigo e na área ao seu redor).
AÇÃO Controla o chacra *manipura* (epigástrico), a fáscia pélvica, os sistemas digestivo e circulatório, a aorta abdominal, os músculos abdominais, o plexo nervoso pélvico, a circulação prânica sobre os órgãos abdominais, o *agni*, o *dosha pitta* e o elemento fogo de todo o corpo.
TERAPÊUTICA O *marma* pode receber acupressura e massagens moderadas. O tratamento beneficia o equilíbrio do *dosha pitta* e do *vata* do intestino delgado. Óleos aromáticos como erva-doce, cardamomo e louro estimulam o *agni*, e óleos refrescantes (camomila, jasmim, erva cidreira) aliviam o excesso de acidez gerado por *pitta*.

Hridaya

TIPO Vaso.

LOCALIZAÇÃO No osso esterno, sobre a região do coração.

AÇÃO Controla o chacra *anahata* (cardíaco), a sede de *kapha*, o sistema circulatório, a fáscia, o músculo e a inervação cardíaca, o prana que rege a vitalidade e a circulação.

TERAPÊUTICA A massagem na região deve ser suave e realizada com a palma da mão. A acupressura com pressão moderada é feita sobre o osso esterno. A terapêutica sobre esse *marma* tem efeito relaxante geral e calmante de *vata*. Para equilibrar *kapha*, associa-se óleo de eucalipto. Doenças cardíacas e alterações no sono são beneficiadas pelo uso de óleos aromáticos adocicados como rosa, erva-doce, jasmim, baunilha e sândalo. Óleos de canela, gengibre e mostarda estimulam a circulação e a atividade pulmonar.

Stanamula

TIPO Vaso.

LOCALIZAÇÃO (Bilateral) Sobre os mamilos e no ponto correspondente logo abaixo dos mamilos.

AÇÃO Controla a lactação, as glândulas mamárias, a fáscia cardíaca, os músculos da região do peito, os músculos intercostais, os sistemas circulatório e linfático da região, nervos ligados à ação cardíaca, pulmonar e gástrica.

TERAPÊUTICA A massagem e a acupressura na região devem ser realizadas com cuidado. O uso de óleos aromáticos como cânfora, canela, eucalipto, alecrim e cardamomo equilibram o *kapha* do peito.

Stanarohita

TIPO Músculo.

LOCALIZAÇÃO (Bilateral) Terço inferior do osso esterno sobre articulações costoesternal.

CAPÍTULO 6 **Marmaterapia**

AÇÃO Controla o sistema muscular e nervoso da região do peito e dos membros superiores, os pulmões, o fluxo do leite materno e o prana, que mantém a nutrição da região, dos nervos e dos tecidos do peito e dos membros superiores.

TERAPÊUTICA A região é estimulada por massagem e acupressura intensa e acalmam as tensões emocionais. O *marma* da direita é ligado ao pulmão direito e o da esquerda, ao pulmão esquerdo. Óleos aromáticos como erva-doce, laranja, camomila e amêndoa aliviam os desequilíbrios de *vata* que geram ansiedade. Para equilibrar o *kapha* ligado a tosses e desequilíbrios respiratórios usam-se óleos como cânfora, menta, hortelã, cânfora e alecrim levemente aquecidos.

Apalapa

TIPO Vaso.

LOCALIZAÇÃO (Bilateral) Abaixo da articulação acromioclavicular, sobre o corpo do peitoral menor.

AÇÃO Controla o plexo braquial, os músculos da região do peito e dos membros superiores, a drenagem das glândulas linfáticas axilares e o sistema circulatório da região.

TERAPÊUTICA A massagem e acupressura na região aliviam a tensão muscular dos ombros, membros superiores e região cervical. Óleos como lavanda, amêndoa e jasmim podem ser associados ao tratamento para potencializar os resultados.

Apastambha

TIPO Vaso.

LOCALIZAÇÃO (Bilateral) Abaixo dos mamilos, na altura do processo xifoide.

AÇÃO Controla o *kapha* ligado à drenagem da árvore brônquica, os sistemas circulatório e nervoso da região, músculos, articulações e ligamentos da área.

TERAPÊUTICA A massagem e a acupressura na região reduzem o *kapha* acumulado que trazem secreções na região pulmonar e digestiva. Óleos de cânfora, eucalipto, hortelã e menta beneficiam as doenças pulmores, e óleos de canela, gengibre e mostarda ajudam nos processos digestivos. A acupressura regular sobre o *marma* ajuda nos tratamentos de emagrecimento.

TRONCO POSTERIOR E BACIA

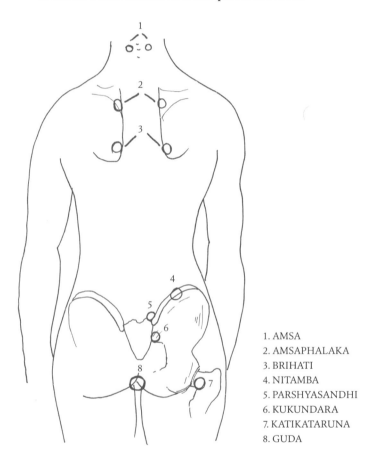

FIGURA 17 **Pontos *marma* do tronco posterior e bacia.**

1. AMSA
2. AMSAPHALAKA
3. BRIHATI
4. NITAMBA
5. PARSHYASANDHI
6. KUKUNDARA
7. KATIKATARUNA
8. GUDA

Guda

TIPO Músculo.
LOCALIZAÇÃO Ânus e ponto correspondente na região coccígena.

AÇÃO Controla o chacra *muladhara* (base), o movimento descendente do prana, os esfíncteres, os músculos, a circulação e a inervação anal, os sistemas excretório, urinário e reprodutivo. É ligado ao órgão sede de *vata*.

TERAPÊUTICA A massagem e a acupressura são feitas no ponto correspondente na região coccígena. Para equilibrar o *vata* da região, usam-se óleos como o de melissa, camomila, gerânio rosa e de erva-doce levemente aquecidos. Para o benefício do sistema reprodutivo feminino são indicados óleos como mirra e poejo.

Katikataruna

TIPO Osso.

LOCALIZAÇÃO (Bilateral) Na porção posterior da articulação coxofemoral.

AÇÃO Controla o sistema esquelético, a lubrificação articular, os ligamentos sacroilíacos, o glúteo maior e os plexos nervoso e linfático pélvico.

TERAPÊUTICA Os movimentos de massagem e acupressura devem ser vigorosos e profundos. Óleos de amêndoa e gergelim estimulam o sistema ósseo e óleos aromáticos como cânfora, hortelã e eucalipto beneficiam o equilíbrio entre o *kapha* e o *vata* da região.

Kukundara

TIPO Articulação.

LOCALIZAÇÃO (Bilateral) Sobre a espinha ilíaca posterossuperior.

AÇÃO Controla o segundo chacra (*svadhisthana*), o prana descendente, a forma sutil de *kapha*, o sistema circulatório e a medula óssea. Atua sobre os ossos da bacia, os músculos posteriores da bacia, seus componentes circulatórios e nervosos.

TERAPÊUTICA A massagem e a acupressura devem ser vigorosas e profundas. Óleos aromáticos como mirra, mostarda e gengibre estimulam a circulação na região.

Nitamba

TIPO Osso.

LOCALIZAÇÃO (Bilateral) No bordo ilíaco, logo acima de *kukundara*.

AÇÃO Controla o sistema linfático, o tecido adiposo, o sistema esquelético e o sistema urinário, bem como as estruturas ósseas e ligamentares da bacia, o plexo sacral e as inserções ilíacas dos músculos do dorso.

TERAPÊUTICA A massagem e a acupressura vigorosas na região beneficiam o equilíbrio de *kapha* nos processos de emagrecimento. A associação de óleos como cânfora, mostarda e gengibre beneficia o tratamento. Óleo de mirra ou arnica pode ser aplicado sobre o *marma* nos quadros de dores no sistema esquelético.

Parshvasandhi

TIPO Vaso.

LOCALIZAÇÃO (Bilateral) Na linha da transição lombossacra, ao lado da articulação L5/S1.

AÇÃO Controla o segundo chacra (*svadhisthana*), as glândulas suprarrenais, os ovários, o sistema excretório, o nervo hipogástrico e o *kapha* dos membros inferiores, os músculos e as inervações na transição lombossacral.

TERAPÊUTICA A massagem é vigorosa com intensidade da pressão moderada. A acupressura estimula o *kapha*, os sistemas imunológico e reprodutivo. Óleos com aroma condimentado como noz-moscada, manjericão e açafrão potencializam o tratamento.

Brihati

TIPO Vaso.

LOCALIZAÇÃO (Bilateral) No bordo medial da escápula, logo acima do ângulo inferior.

AÇÃO Controla o terceiro chacra (*manipura*), o plasma, o sistema linfático, *pitta* e sua forma sutil, *tejas*. Atua sobre o suor, a absorção de calor pela pele, os músculos posteriores da cintura escapular e as estruturas linfáticas da região axilar.

TERAPÊUTICA A massagem na região deve ser intensa para o alívio de tensões de toda a região escapular. Óleos aromáticos de mostarda, cânfora e eucalipto podem ser associados.

Amsaphalaka

TIPO Osso.

LOCALIZAÇÃO (Bilateral) No bordo medial da escápula, no ângulo superior.

AÇÃO Controla o quarto chacra (*anahata*), o sistema respiratório, a lubrificação das articulações da cintura escapular, o prana, a transição cervicotorácica, as inervações e os músculos da região.

TERAPÊUTICA A massagem na região deve ser intensa para beneficiar a circulação do prana para os membros superiores e para estimular o sistema respiratório. O uso de óleos aromáticos como eucalipto, menta, hortelã e cânfora estimula os pulmões.

Amsa

TIPO Ligamento.

LOCALIZAÇÃO (Bilateral) Sobre as apófises transversas da quinta vértebra cervical.

AÇÃO Controla o quinto chacra (*vishudha*), o movimento ascendente do prana, a função cerebral, o nervo frênico, os músculos superficiais e profundos da região superior da cintura escapular e suas inervações.

TERAPÊUTICA A massagem no *marma* deve ser intensa para o alívio de tensões do pescoço e da região escapular. A associação de óleos aromáticos como jasmim, sândalo e camomila ajuda no relaxamento; o de hortelã beneficia as afecções de garganta.

PÉS

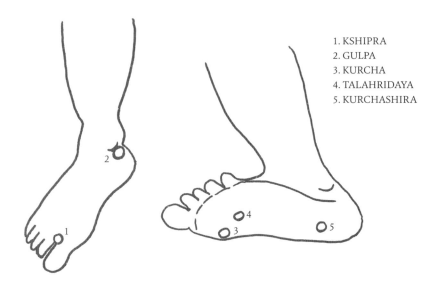

FIGURA 18 **Pontos** *marma* **do pé.**

1. KSHIPRA
2. GULPA
3. KURCHA
4. TALAHRIDAYA
5. KURCHASHIRA

Kshipra

TIPO Ligamento.
LOCALIZAÇÃO (Bilateral) Na raiz da linha entre o hálux e o segundo artelho. Entre os outros artelhos encontram-se pontos complementares.
AÇÃO Controla os sistemas linfático e respiratório por ser um ponto importante ligado a *kapha*. Controla os músculos profundos dos artelhos, as articulações interfalangianas e metacarpofalangianas, os complexos circulatório e nervoso da planta do pé.
TERAPÊUTICA A massagem sobre esse *marma* e seus complementares equilibra os membros inferiores e favorece a circulação prânica. Associada ao uso de óleos aromáticos penetrantes como cânfora, canela, cardamomo, menta, eucalipto e mostarda, equilibra os pulmões e favorece a eliminação de muco. Esse *marma* é estimulado com massagens vigorosas e recebe bem a acupressura intensa. É indicado no tratamento de nódulos de Morton.

Talabridaya

TIPO Músculo.

LOCALIZAÇÃO (Bilateral) Na linha que parte do terceiro artelho, sobre a articulação metacarpofalangiana.

AÇÃO *Marma* ligado ao sistema respiratório, à ação motora dos pés, à circulação da cintura pélvica e dos membros inferiores e ao elemento terra no corpo todo. Esse *marma* está relacionado à musculatura flexora dos artelhos e à fáscia plantar, interferindo na organização do arco plantar.

TERAPÊUTICA A massagem e a acupressura sobre *talabridaya* podem ser vigorosas, mas deve-se ter cuidado, em caso de pés muito rígidos, com o desencadeamento de cãibras. O trabalho sobre esse *marma* acalma o *vata* em desequilíbrio, beneficia o sistema imunológico, e associado a óleos aromáticos quentes como gengibre, canela e cravo estimula o coração e a circulação dos membros inferiores. Afecções reumáticas nos membros inferiores também se beneficiam desse tratamento.

Kurcha

TIPO Ligamento.

LOCALIZAÇÃO (Bilateral) *Marma* de área extensa, entre a primeira e a segunda articulação metatarsofalangianas, com pontos complementares nas articulações dos outros artelhos.

AÇÃO Controla o poder da visão e a acuidade geral dos outros sentidos, os músculos flexores e adutores do hálux e a organização do arco transverso plantar.

TERAPÊUTICA A massagem e a acupressura no *marma* podem ser intensos. Associadas a óleos aromáticos doces como rosa, sândalo, camomila, gerânio e erva-doce relaxam e beneficiam o *pitta* da visão. Deve ser usado no tratamento de hálux valgo e de alterações posturais em geral.

Kurchashira

TIPO Ligamento.

LOCALIZAÇÃO (Bilateral) Na tuberosidade do calcâneo, próximo à articulação calcaneocuboidea, sobre a aponeurose plantar.

AÇÃO Controla os músculos da cadeia posterior dos membros inferiores, o *agni* e a digestão. Ligado diretamente aos músculos fibulares, a sua circulação e inervação, interfere na organização postural.

TERAPÊUTICA O *marma* é estimulado por massagem e acupressura vigorosas. É indicado para terapêutica de reorganização postural e reequilíbrio de tensões musculares. A associação de óleos aromáticos como canela, gengibre e cânfora é indicada também para o tratamento do *agni* e da digestão.

Gulpha

TIPO Articulação.

LOCALIZAÇÃO (Bilateral) Na porção medial da articulação tibiotársica logo abaixo do maléolo. O ponto abaixo do maléolo lateral é complementar.

AÇÃO Controla o tecido adiposo, os sistemas esquelético e reprodutivo. Está ligado ao sistema ligamentar e à estabilização do movimento dos pés. Rege os músculos flexores dos artelhos, sua inervação e circulação.

TERAPÊUTICA A massagem sobre esse *marma* deve ser suave e a acupressura, sensível. A associação de óleos aromáticos penetrantes como gengibre e cânfora estimula o metabolismo e controla o tecido adiposo. Óleos aromáticos como rosa, cravo e noz-moscada beneficiam o sistema reprodutivo. Os óleos de gergelim e amêndoa devem ser usados para estimular o sistema ósseo.

CAPÍTULO 6 **Marmaterapia**

MEMBROS INFERIORES

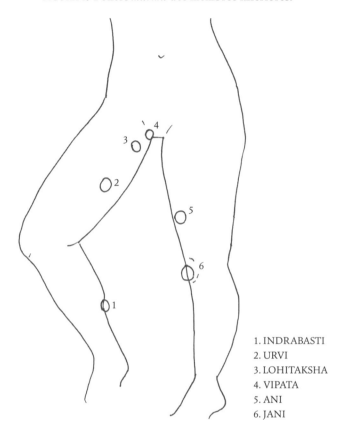

FIGURA 19 **Pontos** *marma* **dos membros inferiores.**

1. INDRABASTI
2. URVI
3. LOHITAKSHA
4. VIPATA
5. ANI
6. JANI

Indrabasti

TIPO Músculo.
LOCALIZAÇÃO (Bilateral) Porção média da panturrilha (tendão do músculo gastrocnêmio).
AÇÃO Controla o sistema digestivo, o intestino delgado e o *agni*. Atua sobre os músculos gastrocnêmio, solear e plantar longo, e sobre suas inervações. Controla a atividade linfática da região poplítea.
TERAPÊUTICA A massagem e a acupressura na região devem ser vigorosas. Associadas a óleos aromáticos como erva-doce e gengibre, estimulam a digestão, e a óleos como gengibre e canela, estimulam o *agni*.

Janu

TIPO Articulação.

LOCALIZAÇÃO (Bilateral) Sobre a articulação do joelho como um todo.

AÇÃO Controla o joelho, seus ligamentos e músculos estabilizadores, o líquido sinovial das articulações dos membros inferiores, a região poplítea, os ossos da perna e da coxa, sua inervação e circulação. O *marma* do joelho direito é ligado ao fígado e o do lado esquerdo ao baço e ao pâncreas.

TERAPÊUTICA A massagem no *marma* tem de ser suave e a acupressura deve ser realizada sobre a patela. O uso de óleos estimulantes como canela e cânfora beneficia as afecções articulares do joelho, e para excesso de *kapha* na região são indicados óleos como gengibre e cardamomo.

Ani

TIPO Ligamento.

LOCALIZAÇÃO (Bilateral) Acima da patela, sobre o tendão do reto femoral.

AÇÃO Controla a circulação dos fluidos corporais nos membros inferiores. Rege os ligamentos e músculos estabilizadores dos joelhos, a inervação e a circulação da região.

TERAPÊUTICA A massagem e a acupressura no *marma* devem ser vigorosas. A associação de óleos aromáticos como mostarda, cardamomo e gengibre favorece a circulação dos fluidos corporais.

Urvi

TIPO Vaso.

LOCALIZAÇÃO (Bilateral) Terço médio anterior da coxa sobre o músculo vasto interno.

AÇÃO Controla o *dosha kapha* do corpo, o plasma e a água no organismo. Tem ação sobre os plexos linfático e nervoso pélvico e sobre a musculatura da região.

CAPÍTULO 6 **Marmaterapia**

TERAPÊUTICA A massagem e a acupressura vigorosas do *marma* beneficiam o equilíbrio de *kapha* e, portanto, os processos de emagrecimento. O uso de óleos de mostarda, canela e cardamomo potencializa o efeito da terapêutica.

Vipata

TIPO Ligamento.
LOCALIZAÇÃO (Bilateral) Região inguinal, sobre o ramo isquiopubiano.
AÇÃO Controla o sistema reprodutor, o ciclo menstrual, o *vata* responsável pelas eliminações (*apana vayu*) e a forma sutil de *kapha* (*ojas*), bem como os órgãos genitais masculinos e femininos, os músculos flexores, rotadores internos e adutores do quadril, os ligamentos coxofemorais, inervação e circulação da região.
TERAPÊUTICA Devido à sensibilidade da região, a massagem e a acupressura devem ser cuidadosas. Óleos de gergelim e amêndoas são os mais indicados. Para fortalecer o sistema reprodutor, são indicados os óleos aromáticos, como jasmim e orquídeas para as mulheres, e cravo e noz-moscada para os homens.

Lohitaksha

TIPO Vaso.
LOCALIZAÇÃO (Bilateral) Região inguinal, sobre a artéria femoral.
AÇÃO Controla o sistema linfático e circulatório dos membros inferiores, o nervo femoral e os músculos flexores e rotadores internos do quadril.
TERAPÊUTICA A massagem e a acupressura do *marma* devem ter intensidade moderada. A terapêutica estimula a drenagem linfática dos membros inferiores principalmente quando associada ao uso de óleos como mostarda e cânfora. A circulação nos membros inferiores é estimulada com a associação de óleos de canela e rosas.

Este capítulo descreve os fundamentos da marmaterapia e apresenta os principais pontos *marma*.

PALAVRAS-CHAVE

Marmaterapia

Pontos marma

Marmas e chacras

Marmas e doshas

Prana/ nadis/ ida/ pingala/ sushuma

Classificação dos marmas

Óleos e aromas na marmaterapia

CAPÍTULO 7

A TÉCNICA DA MASSAGEM AYURVÉDICA

A MASSAGEM AYURVÉDICA é uma técnica de manipulação profunda de tecidos miofasciais que faz parte do conjunto de terapêuticas da ayurveda. Na Índia, ela sofre variações e adapta-se segundo a região de origem ou a influência de princípios religiosos e étnicos.

No Ocidente, têm-se difundido com sucesso as terapêuticas orientais que suprem a lacuna deixada pelas técnicas modernas, as quais privilegiam os recursos tecnológicos em detrimento do "toque manual", o mais poderoso dos recursos terapêuticos.

A técnica apresentada a seguir é perfeitamente adequada como recurso na rotina fisioterápica, com resultado importante tanto na terapêutica principal quanto no apoio a outros recursos.

Outro ganho fundamental para o terapeuta com prática da técnica da massagem ayurvédica é o aprimoramento do trabalho de manualidade e o aperfeiçoamento da sensibilidade para a leitura dos tecidos corporais. Estes, principalmente a pele e o tecido conjuntivo, registram a memória de lesões, traumas, tensões e reações reflexas de fatos orgânicos.

O toque manual utilizado na massagem extrapola os limites físicos, chegando ao contato com a expressão corporal de questões profundas da mente e da emoção do indivíduo. Esse toque deve ser, portanto, uma forma importante de leitura de aspectos sutis que envolvem a representação de uma imagem postural.

O toque atento coleta informações preciosas para diagnósticos e acompanhamento do trabalho corporal.

INDICAÇÕES E CUIDADOS NA MASSAGEM AYURVÉDICA

A MASSAGEM AYURVÉDICA é indicada para qualquer indivíduo e tem como principal contraindicação os estados febris. Osteoporoses avançadas, patologias articulares, gestação ou outros quadros e/ou estados específicos merecem cuidados do terapeuta e as devidas adaptações à técnica.

CAPÍTULO 7 **A técnica da massagem ayurvédica**

É fundamental realizar uma avaliação corporal detalhada, analisando de maneira abrangente o *prakriti* e o *vikriti* do indivíduo para que se obtenha o máximo aproveitamento da terapêutica.

A técnica ideal para as crianças pequenas é a *shantala*.

Pode-se receber a massagem ayurvédica a partir dos 12 anos de idade, desde que se evitem as manobras prejudiciais ao crescimento ósseo e à organização corporal, que está no momento da estruturação.

REAÇÕES E EFEITOS DA MASSAGEM AYURVÉDICA

Imediatas (ao final da massagem)	› Sonolência ou disposição variando em função da programação do tratamento sobre os *doshas* e/ou o *prakriti*
Médio prazo (até três meses de tratamento)	› Estimulação da função digestiva e intestinal › Regulação do ciclo menstrual › Reeducação respiratória › Aumento da concentração › Sono reparador › Alívio de dores musculares › Controle do estresse › Início do processo de autorregulação postural e gestual
Longo prazo	› Maior flexibilidade corporal › Mudança do quadro postural e gestual › Resultados estéticos › Reequilíbrio físico, mental e emocional

PREPARAÇÃO PARA A MASSAGEM AYURVÉDICA

O TERAPEUTA

O terapeuta deve estar preparado fisicamente para o seu trabalho. A prática da massagem ayurvédica exige boa flexibilidade, pois é realizada no chão ou em maca adaptada. Todas as manobras exigem boa manualidade e resistência dos músculos dos membros superiores, do tronco e das mãos, o que evita desgastes e lesões futuras.

É aconselhável que o terapeuta realize alongamentos, relaxamentos, exercícios respiratórios e meditação diariamente.

O AMBIENTE

O ambiente para a realização da massagem deve ser tranquilo, arejado e com iluminação suave. Em função do *dosha* do cliente, o local pode ser aromatizado, aquecido, resfriado ou umidificado.

O material para a realização do trabalho deve estar próximo ao terapeuta, para que não haja interrupção durante a aplicação da massagem.

A utilização de sons é opcional, de acordo com a demanda do cliente e com os objetivos terapêuticos.

Como a massagem é realizada no chão, é preciso estar atento à eliminação de correntes de vento e à limpeza do local.

MATERIAL PARA O TRABALHO

Para que o cliente se sinta confortável, recomenda-se dispor de um colchonete, tatame ou tapete para deitar, e o terapeuta deve ter sempre à disposição travesseiros e almofadas de posicionamento.

Para a massagem ayurvédica é necessário:

> óleo, aromatizado ou não, segundo o *dosha* do cliente;
> escovas ou bucha vegetal;
> toalha para a proteção do terapeuta;
> banco ou cadeira como apoio para as manobras que são realizadas com o pé;
> lençol e manta para o cliente não sentir frio à medida que ocorre o relaxamento;

> máscara para descanso, toalha pequena ou lenço para os olhos, durante o relaxamento final.

Cremes e/ou óleos especiais podem ser utilizados em momentos específicos da massagem, sendo também previamente separados.

ROTEIRO PARA A MASSAGEM AYURVÉDICA

A MASSAGEM AYURVÉDICA é realizada sempre no sentido ascendente, indo da periferia ao centro do corpo (sentido do coração).

Deve se iniciar em decúbito ventral, primeiro no tronco e depois nos membros inferiores. Depois que o cliente passa ao decúbito dorsal, faz-se a massagem no tronco, e em seguida nos membros inferiores, membros superiores, pescoço, cabeça e face.

Quando da mudança de decúbito ventral para o dorsal, realizam-se algumas manobras utilizando a posição sentada (semidecúbito).

Basicamente, as manipulações utilizadas são as mesmas que compõem a massagem clássica:

> deslizamento superficial e profundo;
> traços;
> amassamento;
> pinçamento e crochê.

Dificilmente utilizam-se percussões e fricções. Associam-se à massagem manobras específicas a cada região do corpo, conforme a necessidade do cliente, após a realização das manipulações em cada segmento corporal.

ROTEIRO DAS MANIPULAÇÕES E MANOBRAS

A FIM DE FACILITAR a explanação de cada manobra e a manipulação realizada durante toda a sessão de massagem ayurvédica, explicaremos cada uma delas separadamente com sua respectiva denominação.

É importante lembrar que a intensidade e o ritmo da sessão da massagem variam conforme o *dosha* do cliente e segundo o resultado de sua avaliação. Podem ser alterados de acordo com a evolução do tratamento do cliente.

ESCOVAÇÃO

É utilizada antes do início da massagem em cada segmento corporal. Realiza-se sempre no sentido ascendente, com intensidade adequada à sensibilidade do cliente e aos objetivos da massagem.

Os movimentos de escovação são contínuos e rítmicos, ao longo de todo o segmento, usando as duas mãos simultaneamente, gerando uma hiperemia local. Utilizam-se escovas especiais com pontas roliças de madeira para a realização dessa manobra.

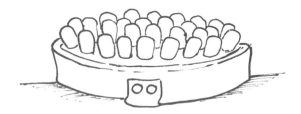

FIGURA 20 **Escova.**

DESLIZAMENTOS

Os deslizamentos superficiais são feitos em sentido ascendente com as mãos espalmadas; e os deslizamentos profundos com as mãos fechadas em punho. O deslizamento é o primeiro contato terapeuta/cliente na massagem, por isso deve progredir de forma gradativa, do toque suave ao profundo.

TRAÇOS

Os traços são feitos com os polegares ou com as pontas dos outros dedos. A intensidade varia em função da sensibilidade do cliente e da região a ser trabalhada. São contínuos e sequenciais, ou seja, assim que um traço inicia, outro termina.

AMASSAMENTO

O amassamento é uma manobra feita com as duas mãos, em movimento alternado, mobilizando o tecido de maneira vigorosa. É indicado principalmente para grandes regiões.

PINÇAMENTO

O pinçamento é feito quando há possibilidade de segurar o tecido muscular com uma ou duas mãos, para descolar ou deslizar o tecido em toda sua extensão.

CROCHÊ

O crochê é realizado com os polegares ou com os indicadores, em pequenas regiões, para mobilização de tecidos rígidos ou aderidos.

DESLIZAMENTOS COM OS PÉS

Os deslizamentos com os pés têm como função trabalhar de modo profundo grandes regiões musculares, caracteristicamente tônicas. A sensação para o cliente é agradável, de contato abrangente e firme.

Para se obter a liberação escapular, por exemplo, o trabalho deve ser mais incisivo.

O terapeuta utiliza uma cadeira, banco ou corda/barra suspensa no teto para conseguir melhor apoio. Tal apoio possibilita, também, que se coloque menor ou maior peso sobre o cliente.

Essa manipulação não é utilizada em mulheres grávidas, crianças, idosos, pessoas com osteoporose ou debilitadas.

PRESSÃO SOBRE PONTOS

As pressões sobre pontos de estímulo ou *marmas* são feitas com os polegares, segundo ou terceiro dedos para perceber as pulsações. Quando não for possível tal percepção, as pressões devem ser marcadas por contagem de tempos (exemplo: conta-se até dez, unidade que se aproxima do intervalo de uma pulsação).

ROTEIRO DA TÉCNICA

TRONCO – PARTE POSTERIOR

Posicionamento de trabalho

O cliente deve estar em decúbito ventral, braços ao longo do tronco. Colocam-se almofadas para posicionar a região lombar, o tornozelo e a cabeça, com o objetivo de corrigir a postura e proporcionar conforto.

O terapeuta fica ajoelhado com um dos joelhos entre as pernas do cliente e o pé contralateral apoiado na lateral do seu tronco.

Escovação

FIGURAS 21 E 22

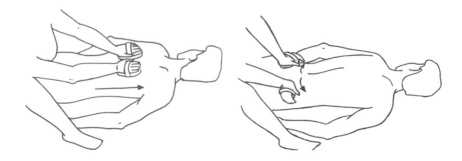

CAPÍTULO 7 **A técnica da massagem ayurvédica**

Deslizamentos no tronco

Faz-se o deslizamento superficial e profundo com as mãos, proporcionando maior ou menor pressão por meio do movimento pendular do tronco do terapeuta, conseguido pelo apoio das pernas.

O deslizamento da região sacra até os ombros é feito com mãos espalmadas, abrangendo todo o dorso.

FIGURAS 23, 24 E 25

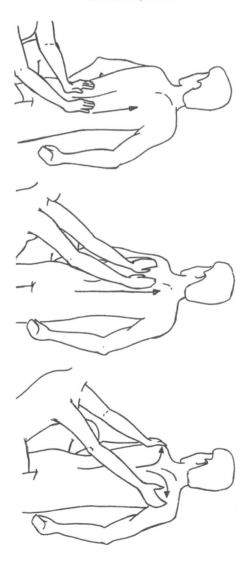

O deslizamento com as mãos fechadas em punho é feito ao longo dos músculos paravertebrais até a altura dos ombros.

FIGURA 26

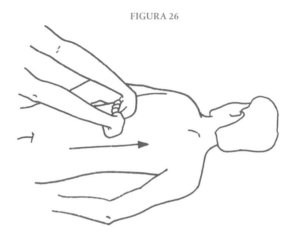

Traços no tronco

Fazem-se traços bilaterais sobre a musculatura paravertebral, iniciando na região sacra e indo até o nível da última vértebra cervical (C7).

FIGURA 27

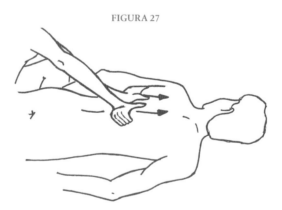

Trabalho nos glúteos

Massageia-se bilateralmente a região glútea, realizando pressão leve com as pontas dos dedos em movimentos circulares. Os movimentos partem da linha medial para a lateral.

CAPÍTULO 7 **A técnica da massagem ayurvédica**

Crochê nas apófises espinhosas

Fazem-se deslizamentos transversais sobre o ligamento supraespinhal com os polegares sobre os processos espinhosos entre duas vértebras, desde o sacro até a última cervical (C7).

FIGURA 28

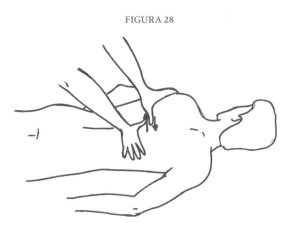

Traços nos músculos intercostais

O traço inicia-se no espaço intercostal, a partir das últimas costelas flutuantes, no sentido lateral para medial, ascendendo pelos espaços intercostais até encontrar o bordo escapular que impede o contato com as costelas.

Por ser sensível, essa manobra deve ser trabalhada com cautela.

FIGURA 29

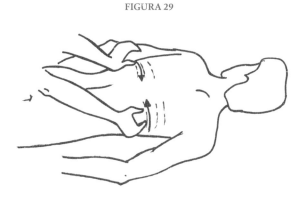

Deslizamentos em "ondas" para músculos paravertebrais

A partir dessa manobra, o terapeuta se posiciona sentado, ao lado do tronco do cliente.

Faz-se o deslizamento ascendente unilateral sobre a musculatura paravertebral por meio de uma "ondulação" por toda a musculatura. A manobra é realizada com as pontas dos quatro dedos e com uma mão sobre a outra para dar melhor apoio e maior pressão.

FIGURA 30

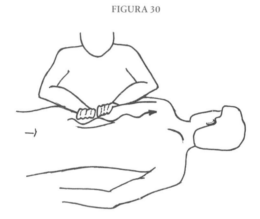

Trabalho sob as escápulas

O cliente fica em decúbito ventral. Faz-se o deslizamento com pressão exercida com os polegares sob o bordo interno da escápula. Para facilitar a manobra, em casos de grande rigidez, coloca-se o braço do cliente para trás com o cotovelo flexionado.

FIGURAS 31, 32 E 33

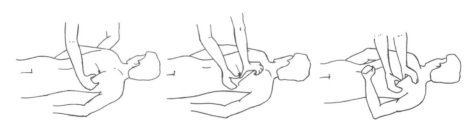

CAPÍTULO 7 **A técnica da massagem ayurvédica**

Amassamento e pinçamento no músculo trapézio

O amassamento das fibras superiores do músculo trapézio é feito bilateralmente, pinçando e deslizando o músculo desde a cervical até o ombro. A cabeça do cliente está apoiada sobre suas mãos ou sobre um apoio de espuma, para que os ombros e a cabeça fiquem relaxados.

Para o pinçamento das fibras superiores do músculo trapézio, o terapeuta fixa a cabeça do cliente com uma das mãos e, com a outra, faz o pinçamento profundo da cervical ao ombro.

FIGURAS 34 E 35

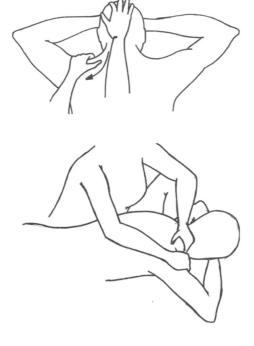

Traços em leque sobre o músculo trapézio

Fazem-se três traços com os polegares, que partem da altura da sétima vértebra cervical e chegam à base occipital. Esses traços terminam em pontos de pressão por toda a extensão do bordo occipital até a porção posterior do processo mastoídeo.

FIGURAS 36 E 37

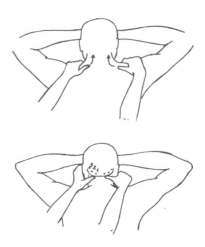

Deslizamento com os pés sobre a coluna (com abertura da escápula)

O cliente permanece em decúbito ventral, braços ao longo do tronco, cabeça relaxada e rodada para o lado oposto ao que será trabalhado.

O terapeuta usa uma cadeira ou um banquinho para apoiar as mãos. Um pé fica no chão e o outro sobre a região glútea. Inicia-se um deslizamento no sentido medial a lateral, estendendo-se até a altura escapular, onde o terapeuta leva o bordo externo do pé sob a escápula, promovendo a abertura e o desbloqueio da região. Se a região estiver tensa, coloca-se o braço do cliente para trás para facilitar a execução da manobra.

FIGURAS 38, 39 E 40

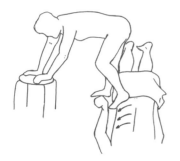 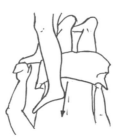 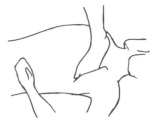

CAPÍTULO 7 **A técnica da massagem ayurvédica**

MANOBRAS – Paciente em decúbito ventral

Tração do tronco pelos braços

O terapeuta coloca-se em pé, fixando com seus pés as pernas do cliente, segurando os membros superiores deste pelos punhos, que também segura os punhos do terapeuta, mantendo firmeza na manobra. O terapeuta mantém-se com joelhos semifletidos, protegendo sua coluna, e no momento da tração os joelhos são estendidos e o tronco é levado para trás.

Dinâmica da manobra
O terapeuta pede ao cliente que inspire, e o traciona para trás promovendo a abertura da face anterior do tórax e a estimulação da lordose lombar. Deve ser orientado a manter a respiração livre, o abdome relaxado e o pescoço em extensão durante a tração. A postura é mantida por alguns segundos e o retorno à posição de relaxamento deve ser suave, evitando movimento brusco.

FIGURAS 41 E 42

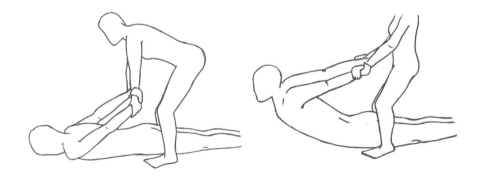

Tração para membros superiores em extensão e adução

O posicionamento de trabalho é o mesmo da tração anterior.

Dinâmica da manobra

Esta manobra é a continuação da anterior. Ao retornar à posição de relaxamento, o cliente é orientado a apoiar o queixo no chão. Daí, o terapeuta leva os membros superiores do cliente à extensão máxima, mantendo a posição por dez segundos aproximadamente. As mãos do paciente estão relaxadas e o terapeuta realiza a manobra segurando-o pelos punhos. Ao chegar à posição de extensão máxima, o terapeuta aproxima as mãos do cliente, promovendo a adução dos braços, respeitando seu limite.

FIGURAS 43 E 44

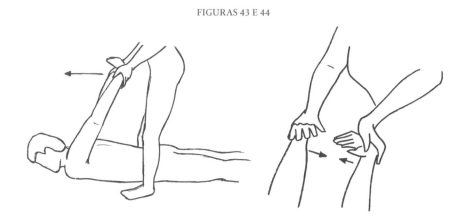

MEMBROS INFERIORES – PARTE POSTERIOR

Posicionamento de trabalho

O terapeuta fica sentado com as pernas cruzadas. Uma perna e um pé do cliente apoiam-se na coxa do terapeuta, enquanto o outro membro inferior fica em repouso. Essa posição proporciona ao terapeuta facilidade para alcançar toda a extensão do membro inferior a ser trabalhado.

Escovação

Deslizamentos e traços
Fazem-se deslizamentos com escova. Em seguida, são realizados com a mão espalmada e fechada em punho por toda a extensão da coxa

e da perna e traços com polegares. Os movimentos são contínuos e alternados pelas duas mãos, percorrendo do calcanhar até a coxa.

FIGURAS 45, 46, 47 E 48

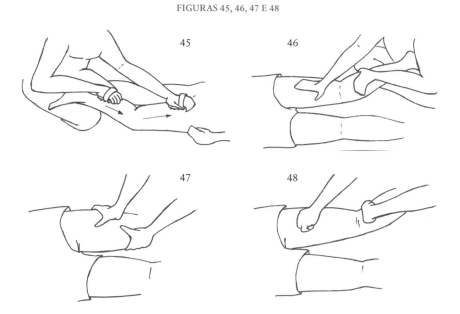

Pinçamento no músculo tríceps sural

O movimento é feito com as duas mãos do tendão do tríceps sural por todo o corpo muscular para obter descolamento da musculatura.

FIGURA 49

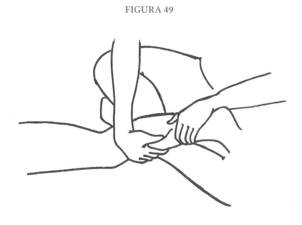

Pinçamento no tensor da fáscia lata

Pinça-se o músculo tensor da fáscia lata, partindo da lateral do músculo tríceps sural.

FIGURA 50

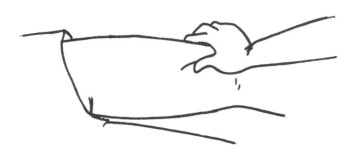

Pinçamento do tendão do calcâneo

Uma mão do terapeuta fixa o pé do paciente em leve dorsiflexão, enquanto a outra trabalha no pinçamento do tendão.

FIGURA 51

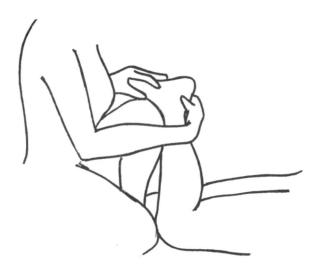

Massageamento livre do pé

FIGURA 52

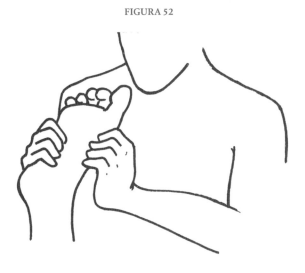

Tração individual dos artelhos

Com uma mão o terapeuta traciona delicadamente cada um dos artelhos.

FIGURA 53

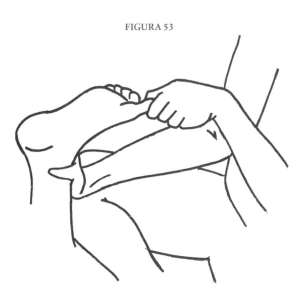

Ponto *marma* do pé

Com o polegar inicia-se um traço desde o bordo posterior do maléolo interno até a planta do pé, na altura da transição calcâneo/tarso. Deve-se exercer pressão sobre a região por dez tempos.

FIGURAS 54 E 55

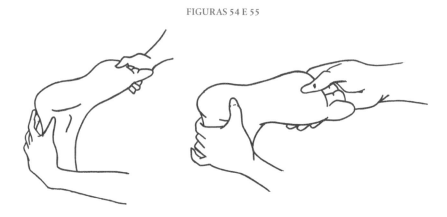

Tração em dorsiflexão

Com o joelho fletido a 90°, o terapeuta estabiliza a perna do cliente com uma mão e com a outra traciona o pé no sentido da dorsiflexão. Mantém essa tração para alongar a região plantar e o tendão do calcâneo e relaxa.

FIGURA 56

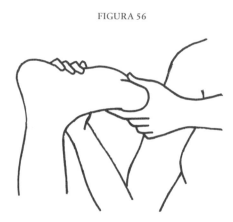

Tração em flexão plantar

Com o joelho fletido a 90°, o terapeuta estabiliza a perna do cliente e traciona o pé em flexão plantar, levando ainda o conjunto dos artelhos no movimento. Mantém a tração e relaxa.

FIGURA 57

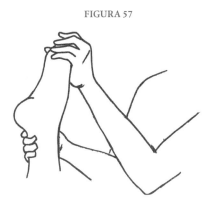

Torsão lateral dos pés

Com joelho fletido a 90°, o terapeuta fixa uma das mãos no calcâneo e a outra na altura da cabeça dos metatarsos e realiza a torção levando cada uma de suas mãos num sentido, e em seguida faz o movimento em sentido contrário. Essa manobra lembra o movimento de torcer uma toalha. Mantenha a torção, relaxe, faça no outro sentido, relaxe e repita os dois movimentos.

FIGURAS 58 E 59

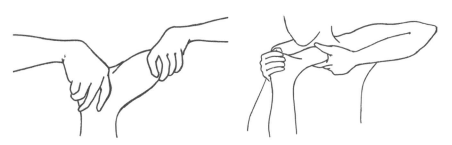

Deslizamento com os pés sobre membros inferiores

O cliente é posicionado com o membro inferior em rotação interna. O terapeuta desliza os pés sobre a coxa até o limite da região poplítea, para não haver pressão sobre ela.

A região posterior da perna do cliente é trabalhada com deslizamentos feitos com a região do arco plantar do terapeuta, que se encaixa perfeitamente ao contorno da região sobre o músculo tríceps sural, estendendo-se desde o final da região poplítea até o tendão do calcâneo. Deve-se repetir a manobra por três ou quatro vezes.

O pé do cliente está em rotação interna, relaxado e, novamente, o terapeuta, utilizando seu arco plantar, desliza sobre a região plantar do pé do cliente. O contato perfeito de pé contra pé proporciona grande conforto.

Tração sobre calcanhar

A porção anterior do pé do terapeuta repousa sobre a mesma região do pé do cliente, estabilizando-o enquanto o calcanhar do terapeuta toca o bordo externo de seu calcâneo, solicita uma tensão máxima contra o apoio, mantém e relaxa. Deve-se reiniciar o movimento com o contra-apoio no bordo interno do calcâneo e repetir toda a manobra.

Tração sobre face anterior da coxa

FIGURA 60

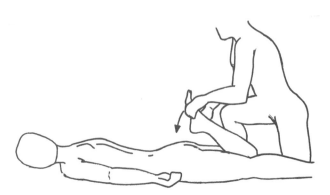

O terapeuta leva o joelho à flexão máxima aproximando o calcâneo do cliente da região glútea, enquanto estabiliza a bacia e o joelho para evitar compensações.

Tração sobre a face anterior da coxa com ponto *marma* da região poplítea

Repetir o movimento anterior associando pressão feita com o polegar sobre o centro do cavo poplíteo, no ponto *marma* do joelho. Deve-se manter por dez tempos e relaxar.

FIGURAS 61 E 62

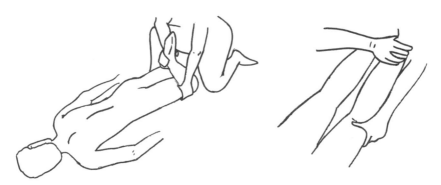

Repetição bilateral

Deve-se repetir a manobra bilateralmente, sem e com ponto *marma* do joelho, estabilizando os joelhos para que se mantenham aduzidos e a bacia em posição neutra, sem aumentar a lordose.

FIGURAS 63 E 64

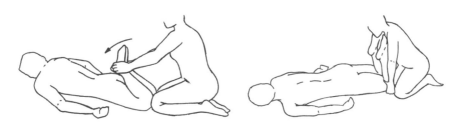

Tração sobre o joelho

Flexionando um dos joelhos do cliente, o terapeuta estabiliza a coxa, do mesmo lado, com seu pé. O terapeuta traciona a perna pelo tornozelo e rola a coxa levando seu pé para a frente e para trás.

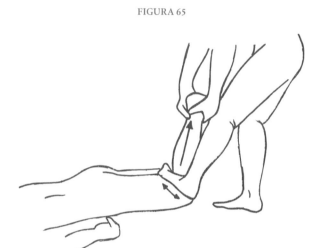

FIGURA 65

MANOBRAS – Com o cliente sentado

Para as duas primeiras trações o cliente deve se colocar com os membros inferiores em extensão, e para as duas seguintes com eles fletidos, de forma mais relaxante, tirando a ação dos músculos posteriores dos membros inferiores.

O terapeuta fica sentado às costas do cliente e posiciona seus pés entre as escápulas a uma distância tal que seja possível, durante a tração, estender totalmente as pernas.

Com os pés entre as escápulas

Abertura do peito com estabilização das escápulas: os membros superiores do cliente são colocados para trás e terapeuta e cliente seguram os punhos um do outro, com firmeza. O terapeuta solicita uma expiração do cliente, que deve estar totalmente relaxado, na inspiração acompanha o movimento estendendo suas pernas, levando o peito do cliente à frente, estendendo os membros superiores ao máximo e solicitando que ele leve a cabeça e o olhar para cima. A tração é mantida por dez tempos e nesse período a respiração do cliente é livre. A tração é relaxada durante uma expiração. Deve-se repetir a manobra.

FIGURAS 66 E 67

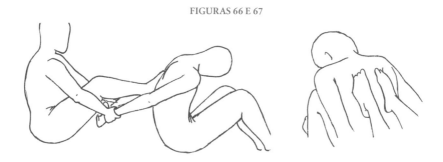

Com os pés sobre a coluna

A manobra é a mesma que a anterior, porém o terapeuta posiciona os pés sobre a coluna, com um pé entre as escápulas sobre a região dorsal e o outro sobre a região lombar.

FIGURAS 68 E 69

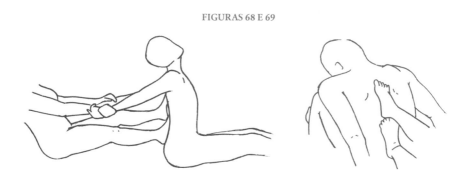

Tração com braços elevados

O terapeuta se coloca em pé atrás do cliente. Este eleva os braços para o alto da cabeça, entrelaçando os dedos; o terapeuta passa sua cabeça por entre os braços do cliente, porém as mãos entrelaçadas não chegarão a apoiar-se em seu pescoço durante a manobra. Os antebraços do terapeuta apoiam-se nos braços do cliente e suas mãos se entrelaçam. O terapeuta pede a inspiração profunda e, usando o apoio dos antebraços, leva os membros superiores e a lateral do tronco do cliente a uma tração axial para cima. Mantém a tração durante um período de apneia e retorna na expiração.

FIGURAS 70 E 71

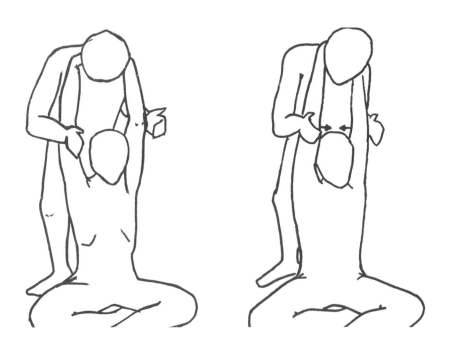

Tração com o braço fletido e a mão entre a escápula

O terapeuta posiciona-se como na manobra anterior. O cliente eleva um dos braços para o alto e flete o cotovelo levando a mão à região interescapular. O terapeuta apoia uma mão próxima do cotovelo do cliente e a outra no bordo externo da escápula. Durante a expiração, o cotovelo é levado medialmente, enquanto a escápula é estabilizada junto do tronco alinhado. Deve-se repetir a manobra.

FIGURA 72

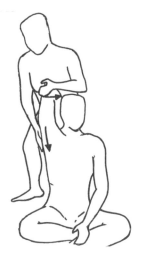

Tração sobre a cadeia superior

O cliente fica de joelhos com as mãos entrelaçadas atrás do corpo. O terapeuta apoia um de seus pés sobre as mãos entrelaçadas, exercendo leve tensão, e com suas mãos, durante a expiração do cliente, traciona os ombros deste para baixo. Deve-se manter a manobra durante toda a expiração e por alguns segundos de apneia.

FIGURA 73

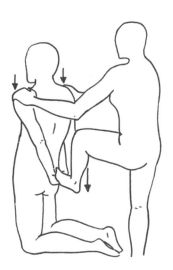

TRONCO – PARTE ANTERIOR

Posicionamento de trabalho

O cliente fica em decúbito dorsal, com apoio sob os joelhos para a correção da região lombar. O terapeuta se coloca ao lado do tronco do cliente.

Escovação

Faz-se deslizamento com escova em todo o abdome em movimentos circulares.

FIGURAS 74 E 75

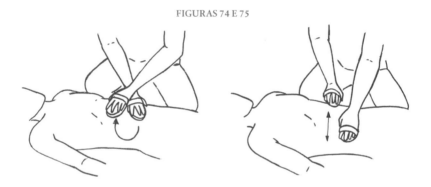

Amassamento e deslizamento circular no abdome
Realiza-se amassamento amplo por todo o abdome seguido de deslizamento circular, no sentido horário, com as duas mãos.

FIGURAS 76 E 77

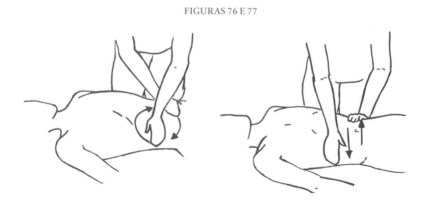

CAPÍTULO 7 **A técnica da massagem ayurvédica**

Deslizamento sobre o tórax (em X e em V)

No deslizamento em X o terapeuta apoia as mãos sobre o esterno, punho contra punho, e desliza uma mão até o ombro e a outra até o ilíaco contralateral. O movimento é bilateral e repetido algumas vezes.

No deslizamento em V o terapeuta apoia as mãos sobre o esterno formando um V e inicia o deslizamento delas para cada um dos ombros, repetindo o movimento algumas vezes.

FIGURAS 78, 79, 80, 81 E 82

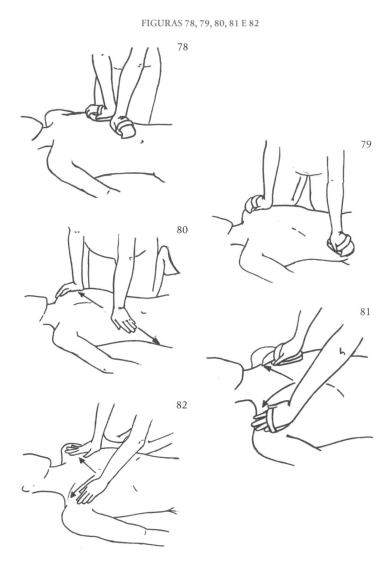

Deslizamento nos músculos intercostais

Faz-se o deslizamento sobre os espaços intercostais partindo da última costela flutuante, sentido lateral para medial, continuando até a clavícula. Nas mulheres, os traços param na altura da mama e continuam acima dela.

FIGURAS 83 E 84

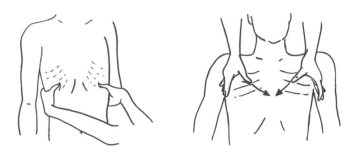

Pontos de estímulo de abdome e tórax

Para estimular os pontos *marma* do abdome solicita-se ao cliente uma inspiração e, no momento da expiração, faz-se pressão com o dedo até alcançar uma pulsação. A pressão é mantida por dez pulsações. Caso não seja possível encontrá-las, mantém-se a pressão por dez tempos.

Sequência de pontos de estímulo do abdome

› *Marma nabhi* – sobre o umbigo.

FIGURA 85

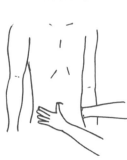

> Intestino grosso – bilateral ao lado do umbigo.

FIGURA 86

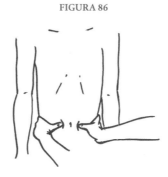

> Pâncreas – sob as costelas do lado esquerdo.
> Fígado – sob as costelas do lado direito.

FIGURA 87

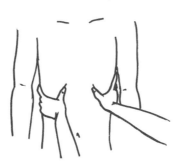

> Aparelho reprodutor – tomando a crista ilíaca anteroposterior, desliza-se pelo bordo interno a fim de encontrar o ponto para pressão.

FIGURA 88

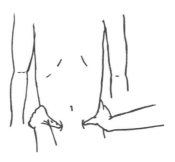

> Aparelho digestivo – um dedo sobre o *marma basti* e o outro sobre o processo xifoide. A pressão é alternada num ponto e no outro. Não se consideram os dez tempos.

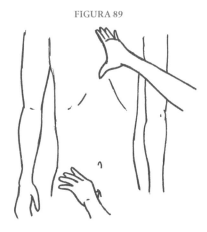

FIGURA 89

Deslizamento na parte superior do tórax

Deve-se repetir os deslizamentos em V e em X.

Sequência de pontos de estímulo no peito

> *Marma hridaya* – sobre o esterno na altura dos mamilos numa pequena depressão.

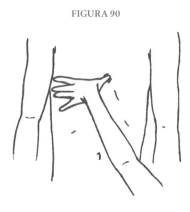

FIGURA 90

CAPÍTULO 7 **A técnica da massagem ayurvédica**

> *Marma apalapa* – sobre a porção medial do músculo peitoral.

FIGURA 91

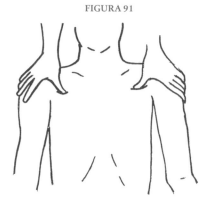

> *Marma nila* – fúrcula esternal, no sentido para baixo do osso esterno.

FIGURA 92

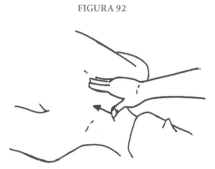

> Ombro – sobre a porção média das fibras superiores do trapézio.

FIGURA 93

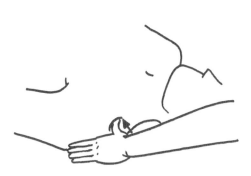

145

MEMBROS INFERIORES – PARTE ANTERIOR

Escovação

Deslizamento e traço na face interna da coxa e da perna
O terapeuta senta-se ao lado do membro inferior a ser trabalhado, que deve estar semifletido em rotação externa de quadril apoiado sobre o joelho do terapeuta. Os deslizamentos e traços se estendem do tornozelo até a altura da virilha em movimentos contínuos e alternados das duas mãos, cobrindo inicialmente a porção interna da perna e a seguir da coxa.

FIGURAS 94, 95, 96 E 97

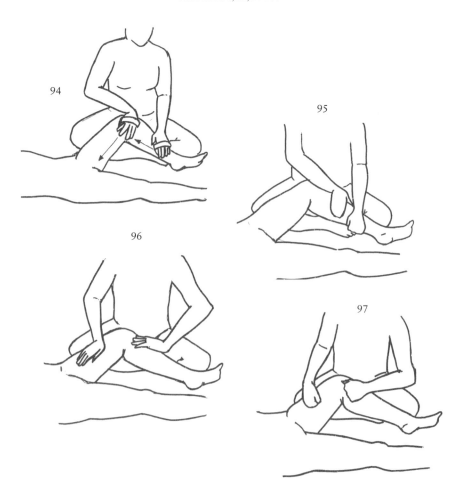

Deslizamento e traço com a perna fletida

O cliente fica com a perna fletida e o pé apoiado no chão, estabilizado pelos joelhos do terapeuta, que se posiciona ajoelhado à frente da sua perna. Realizam-se deslizamentos e traços contínuos sobre a face anterior e lateral interna e externa da coxa.

FIGURAS 98, 99 E 100

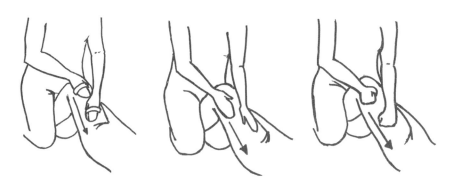

Deslizamentos sobre o tríceps sural

Mesma posição dos deslizamentos sobre a coxa: os deslizamentos são feitos com as duas mãos em movimentos ascendentes e contínuos.

FIGURA 101

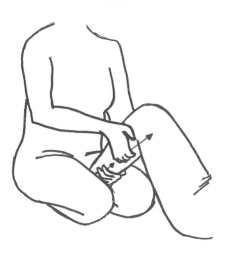

Descolamento da linha central do tríceps sural

As duas mãos do terapeuta devem trabalhar afastando a massa muscular em movimento ascendente, iniciando no tendão do calcâneo.

FIGURA 102

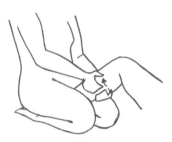

Tração sobre os músculos posteriores

O cliente fica com uma perna fletida e um pé apoiado no chão, enquanto o terapeuta eleva a outra perna para fazer o alongamento, solicitando ao cliente o apoio da bacia no chão e mantendo o pé em dorsiflexão. A tração é feita uma vez de cada lado com manutenção de dez tempos.
Deve-se repetir a tração bilateralmente.

FIGURAS 103, 104 E 105

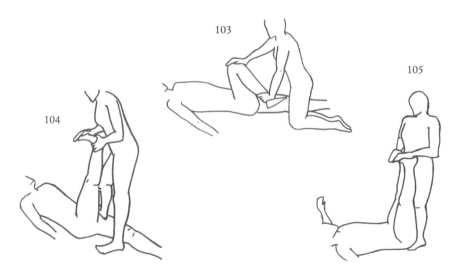

Tração sobre os músculos adutores com os membros inferiores fletidos

O terapeuta mantém uma perna estendida no chão, estabilizada, evitando o desequilíbrio da bacia, e leva a outra perna fletida para a posição de tração dos músculos adutores. Deve-se manter, relaxar e retornar.

Depois, leva as duas coxas do cliente em semiflexão e em rotação externa. Apoiando as plantas dos dois pés, afasta os joelhos do cliente para alongar os músculos adutores na sua porção mais proximal. Deve-se relaxar e repetir.

FIGURAS 106, 107 E 108

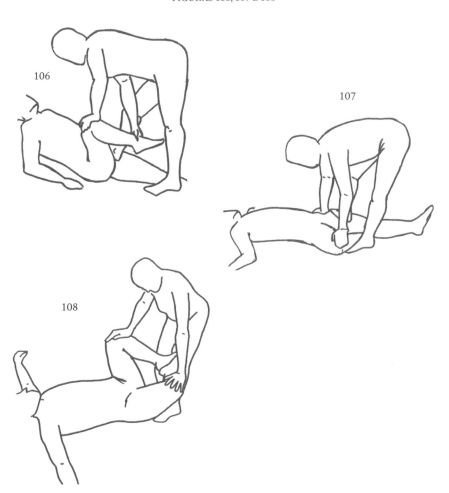

Tração sobre os músculos adutores com os membros inferiores estendidos

O terapeuta mantém uma perna do cliente estendida no chão, estabilizada, evitando o desequilíbrio da bacia. A seguir, eleva a outra perna em extensão e em abertura lateral, sustentando a perna todo o tempo até o máximo que o movimento permitir. Deve-se retornar e relaxar.

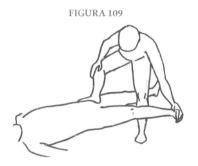

FIGURA 109

MEMBROS SUPERIORES

Escovação

Deslizamento do membro superior
No início, o membro superior é posicionado a aproximadamente 30° e o movimento é feito por uma mão enquanto a outra o estabiliza pelo punho. O deslizamento segue de distal para proximal até o músculo peitoral.

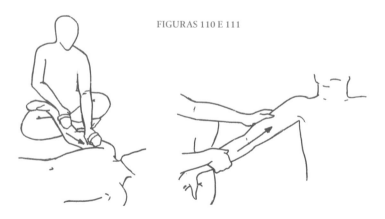

FIGURAS 110 E 111

Amassamento do bíceps

O terapeuta usa as duas mãos para realizar o amassamento, que é feito de distal a proximal, trabalhando como uma pinça para o descolamento da musculatura.

FIGURA 112

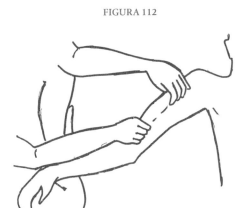

Traços pelo antebraço e pelo braço

Realizam-se traços de distal para proximal pelo antebraço e depois pelo braço até o músculo peitoral, estabilizando o membro superior pelo punho.

FIGURA 113

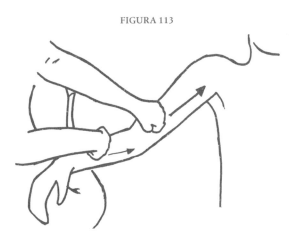

Deslizamentos com abdução do membro superior

Realizam-se deslizamentos contínuos ao longo de todo o membro superior até o músculo peitoral, durante sua abdução até 180°.

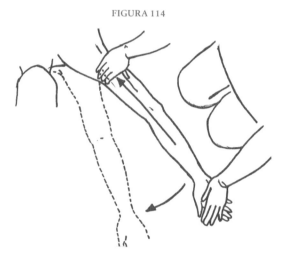

FIGURA 114

Trabalho da mão

Proceder ao amassamento e ao deslizamento por toda a mão.
Traços na palma e no dorso pela musculatura interóssea, região tênar e hipotênar.

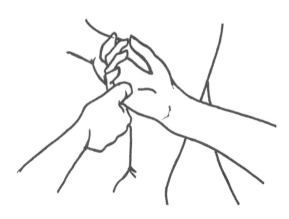

FIGURA 115

Empregar tração dos dedos um a um ao longo de seu eixo.

FIGURA 116

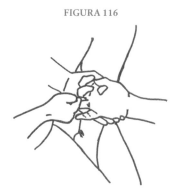

Trações da mão

Realizar flexão palmar, flexão dorsal, adução, abdução, pronação e supinação.

FIGURAS 117, 118, 119, 120, 121 E 122

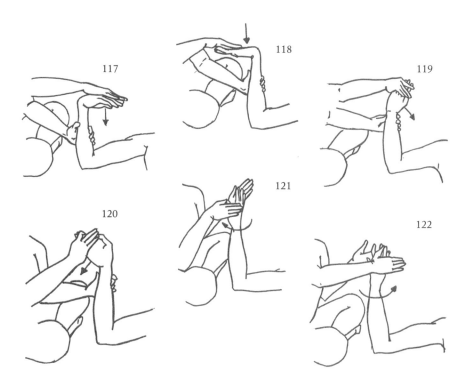

Tração dos membros superiores em elevação

O cliente deita-se com as pernas estendidas, os membros superiores elevados para o alto da cabeça e a palma das mãos para cima. Em pé, o terapeuta apoia delicadamente a ponta dos seus pés sobre os dedos do cliente. Inclinando seu tronco à frente, segura os cotovelos do cliente e solicita uma inspiração profunda, e na expiração faz a torção medial deles para realizar a rotação externa. A manobra de torção dura dez tempos com respiração livre. A volta à posição de repouso dá-se numa expiração do cliente.

Manobra do barco

Essa é uma tração sistêmica que só deve ser feita depois que todo o corpo foi trabalhado.

O cliente fica em decúbito ventral com a testa apoiada no chão e os joelhos fletidos a 90°, e o terapeuta senta-se com os pés apoiados no chão ao lado da coxa do cliente, fixando com os joelhos os seus tornozelos. O terapeuta segura os punhos do cliente e este os do terapeuta, que solicita uma expiração para relaxamento. Na inspiração, o terapeuta leva seu tronco para trás, trazendo o cliente em uma tração da face anterior do tronco. Pede-se ao cliente que olhe para o teto para o movimento completo. A tração é mantida por dez tempos e a volta é feita numa expiração.

FIGURAS 123 E 124

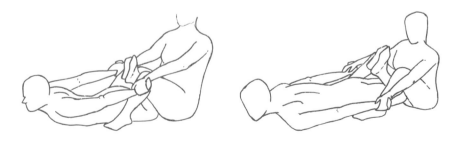

PESCOÇO E CABEÇA

O cliente fica em decúbito dorsal, com apoio sob os joelhos para correção da região lombar. O terapeuta senta-se com as pernas cruzadas atrás da cabeça do cliente.

Deslizamentos e traços laterais no pescoço

O terapeuta posiciona a cervical do cliente e alterna as mãos num deslizamento que se prolonga da altura de C7/D1 até a base do osso occipital, promovendo leve tração na região.

A cabeça do cliente é posicionada em rotação, permitindo que toda a porção lateral do pescoço seja trabalhada em traços que partem do bordo do osso occipital até a base do pescoço.

FIGURA 125

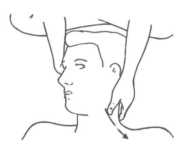

Trações do pescoço

› Lateral

FIGURA 126

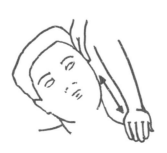

› Anterior

FIGURA 127

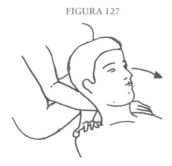

Pinçamento do esternocleidomastoídeo

A cabeça do cliente fica em posição neutra e o terapeuta pinça os músculos esternocleidomastoídeo direito e esquerdo, simultaneamente, num movimento ascendente.

FIGURA 128

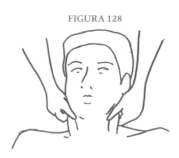

Deslizamento sobre a mandíbula

O terapeuta faz um deslizamento bilateral, partindo da mandíbula no sentido medial para a lateral até chegar próximo da orelha.

FIGURA 129

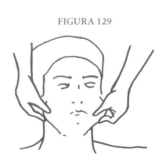

Traço sobre a região zigomática

Utilizando os polegares, bilateralmente, o terapeuta faz um traço da aleta nasal até a articulação temporomandibular (ATM).

Traços no músculo orbicular dos lábios

O terapeuta faz traços com os polegares, partindo do centro do lábio superior para o canto da boca, e do centro do lábio inferior para o canto da boca.

FIGURAS 130 E 131

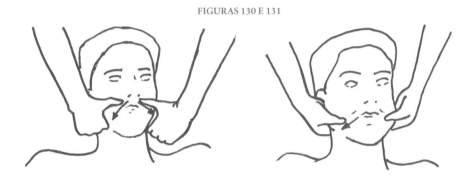

Trabalho nas orelhas

O terapeuta realiza pinçamento por toda a orelha do cliente, com movimentos ascendentes a partir do lóbulo.

FIGURA 132

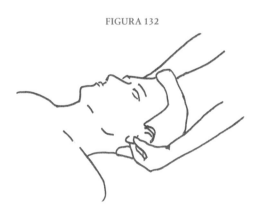

Pinçamento nas sobrancelhas

O terapeuta pinça desde a raiz medial até a lateral da sobrancelha, bilateralmente, promovendo o descolamento da região.

FIGURA 133

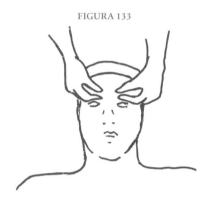

Deslizamento e crochê na testa

Com os dois polegares o terapeuta faz o movimento de crochê por toda a testa.

FIGURAS 134 E 135

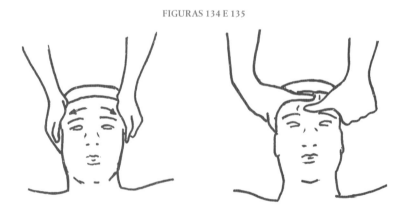

Trabalho do couro cabeludo

O terapeuta massageia com a ponta dos dedos todo o couro cabeludo.

CAPÍTULO 7 **A técnica da massagem ayurvédica**

Sequência de pontos de estímulo na face

Faz-se pressão sobre cada um dos pontos por dez tempos.

> Ponto do queixo.
> Ponto da comissura labial.
> Ponto sobre a porção mediana no lábio superior.
> Ponto no ângulo palpebral medial.
> *Marma shringataka.*
> *Marma avarta.*
> *Marma sthapani.*
> *Marma shankha*: massagem bilateral com movimentos circulares.
> Marma simanta.

FIGURAS 136, 137, 138, 139, 140, 141

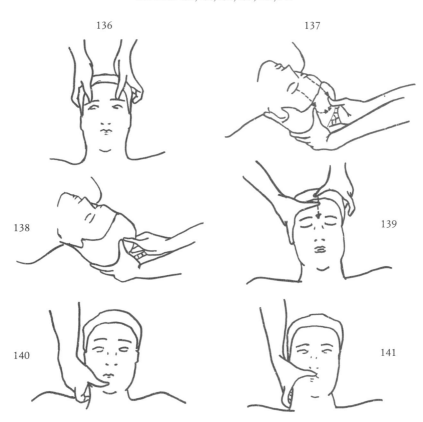

159

Traço nos músculos orbiculares dos olhos e pressão sobre o globo ocular

O terapeuta faz traço, partindo do canto interno do olho e circundando até o ponto de partida, terminando em leve pressão. Utilizando os polegares, exerce uma leve pressão sobre os globos oculares.

FIGURA 142

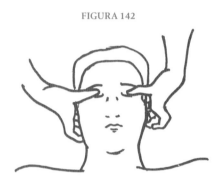

Massagem na região temporal

Utilizando a região tênar, o terapeuta massageia as têmporas do cliente com movimentos circulares.

FIGURA 143

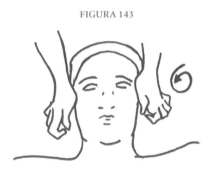

Impostação das mãos

O terapeuta posiciona as duas mãos sobre o rosto do cliente, por dez tempos. Ao retirar as mãos, cobre os olhos do cliente com máscara ou lenço.

FIGURA 144

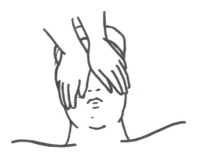

Relaxamento

Deixa-se o cliente relaxar por dez minutos. É necessário cobri-lo, pois nesse período ele costuma sentir frio.

> Este capítulo apresenta a técnica da massagem ayurvédica.
> **PALAVRAS-CHAVE**
> *Massagem ayurvédica*
> *Indicações e cuidado*
> *Reações e efeitos*
> *Preparação para a massagem*
> *Roteiro da técnica*

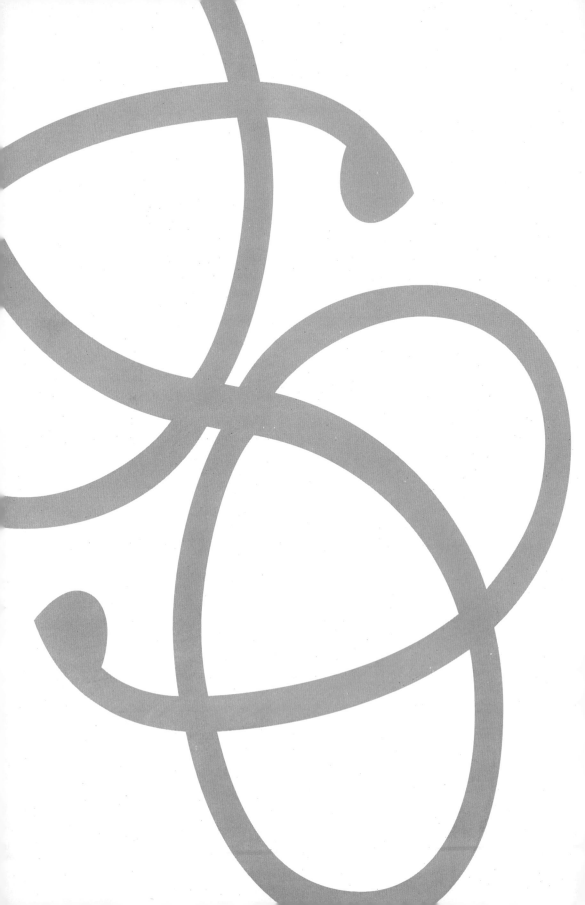

CAPÍTULO 8

AYURVEDA PARA A SAÚDE

CORPO E AYURVEDA

REESTRUTURAÇÃO DO GESTO
E DA POSTURA

O GESTO E A POSTURA se equilibram tanto pela interação dos *doshas* e dos cinco elementos como pela liberdade de expressão de suas qualidades.

Vata, que é o próprio movimento, expressa-se pelo gesto fluido, não dominado pelo ritmo, que não deixa marcas, que vive experiências ilimitadas, desprendidas e criativas. A experiência de movimento *vata* é etérea, élfica.

Pitta é energia e efetivação do movimento, é a organização e a concretização do gesto. O movimento *pitta* é envolvente, expressa emoção e sensualidade, não acontece ao acaso, tem objetivo definido, é estudado e elaborado.

Kapha é o movimento estruturado, é força e resistência. A estruturação é a harmonia e a beleza do gesto, uma importante característica de *kapha*. *Kapha* deixa marcas, impõe ritmo e graça ao movimento.

A vivência da expressão de cada *dosha* nos permite viver a integralidade do movimento sem amarras, respeitando a fisiologia e a biomecânica humanas, sem agredir ou lesionar estruturas corporais.

O homem é o único ser que tem a possibilidade de vivenciar todas as experiências de movimento de outros animais. No ventre materno, ele vive num meio aquoso e experimenta movimentos de peixe. Ao nascer, aprende a rastejar como réptil e depois, ao engatinhar, vivencia o apoio dos animais quadrúpedes. No aprimoramento e no domínio máximo de seu corpo, coloca-se na posição bípede, com a coluna vertebral ereta, amplos movimentos de cabeça, rica mímica facial, ampla liberdade de movimentos de membros superiores e inferiores e uma fina e precisa coordenação das mãos. Além disso se expressa e se comunica pela fala, pelo olhar e pelos gestos corporais.

Na memória corporal está inscrita também a experiência evolutiva da raça humana – da postura enrolada e em flexão de membros inferiores do primeiro espécime humano à postura ereta do *Homo sapiens*.

Embora essas experiências corporais sejam comuns a toda a raça humana, cada indivíduo é único. O que faz que tal individualidade prevale-

CAPÍTULO 8 **Ayurveda para a saúde**

ça é o fato de cada um ser constituído segundo bases emocionais únicas de sua combinação de *vata*, *pitta* e *kapha* (*prakriti*). Mas o *dosha* prevalente sempre dará as características mais marcantes de gesto e do movimento. *Vata*, *pitta* e *kapha* têm linguagem corporal própria e uma organização gestual específica que constrói a expressão do *dosha* no movimento.

	Vata	*Pitta*	*Kapha*
Postura	› Frequente atitude escoliótica › Impulsão › Postura que se estrutura a partir da cintura escapular	› Tórax em atitude inspiratória › Tendência a retificações de curvas › Postura que se organiza a partir da cintura pélvica	› Integrada, estruturada › Postura que se estrutura a partir do apoio plantar
Gesto e movimento	› Movimentos amplos › Gesto fluido, leve › Movimento variável, inconstante, criativo	› Movimento vigoroso › Gestual envolvente › Movimento preciso, meticulosamente estudado	› Gesto harmonioso › Movimentos graciosos › Ritmo, constância › Força e resistência

EXERCÍCIO TERAPÊUTICO E OS *DOSHAS*

DOSHA VATA

Exercício corporal

Para se equilibrar, *vata* precisa de uma rotina de exercícios caracteristicamente ritmados, lentos e que explorem amplitudes articulares, movimentos para estímulo tônico, de ganho de resistência e força muscular. O trabalho atinge todos os segmentos corporais, em especial os membros inferiores.

CORPO E AYURVEDA

Os pés devem ser o ponto-base de uma sessão *vata*.

Exercício respiratório

A prática respiratória de *vata* deve enfatizar movimentos inspiratórios e expiratórios profundos que se alicercem no baixo ventre e fluam pelos membros inferiores, construindo uma linha de informação para o apoio dos pés.

Seguindo essa orientação, aos exercícios devem ser aplicados ritmo e rotina. Assim, o trabalho em séries com contagens integra *vata*.

DOSHA PITTA

Exercício corporal

Pitta beneficia-se de movimentos que proporcionem calma, distenção e tragam variabilidade à sua característica rotina e disciplina rígidas. Necessita de séries frequentes de alongamentos dos mais diversos grupos musculares, favorecendo sua constituição musculoesquelética.

O ponto-base de trabalho de *pitta* é a cintura pélvica, e as sequências de trabalho devem visar a movimentos criativos, variados, graciosos e suaves.

Exercício respiratório

A respiração que equilibra *pitta* é refrescante e calmante. Pode-se usar como recurso a respiração bucal ampla com expiração prolongada.

O alicerce respiratório de *pitta* é o assoalho pélvico, sua respiração profunda e diafragmática desperta a reação tônica do eixo abdominopélvico.

Segundo esses princípios, o exercício respiratório de *pitta* deve ser livre, criativo e tranquilizante.

DOSHA KAPHA

Exercício corporal

Kapha é muito favorecido pelo movimento em si, esse é seu ponto-base de trabalho. Sua atividade corporal deve se valer da resistência e da força características para introduzir a dinâmica em suas práticas. Tais características, associadas à graça e à harmonia do seu gesto, fazem que sua constituição musculoesquelética seja tão apta à atividade física. O que falta a *kapha* é disposição e iniciativa para o movimento. A prática corporal de *kapha* deve ser vigorosa e estimulante.

Exercício respiratório

A respiração que equilibra *kapha* deve ser vigorosa e centrada no terço inspiratório superior.

O alicerce respiratório de *kapha* é o palato. Sua respiração vigorosa e estimulante flui para o conjunto cérvico-bucomaxilar, gerando o reforço tônico dessa estrutura para o alavancar do movimento de *kapha*.

O exercício respiratório deve seguir a conduta da dinâmica e do vigor.

ESTILO DE VIDA

NEM SEMPRE o estilo de vida adotado é o mais adequado para o equilíbrio *dôshico* de cada um. Influências advindas do ambiente externo, impostas pela necessidade de adaptar o indivíduo ao cotidiano, fazem que este frequentemente se afaste de sua natureza básica.

Escolher um trabalho, optar por determinadas atividades, as preferências para lazer e alimentação, a organização de horários no dia devem estar de acordo com o *dosha* dominante para a obtenção e manutenção do bem-estar. Porém, algumas atividades não podem ser alteradas porque fazem parte do cotidiano coletivo ou de atribuições resultantes de opções pessoais relacionadas à carreira profissional, estrutura familiar e vida social.

A ayurveda propõe mudanças gerais na vida para o encontro do equilíbrio e harmonia dos *doshas*, afastando a possibilidade de doenças futuras.

Um programa equilibrado, voltado para a constituição *dôshica*, permite que o indivíduo se sinta mais confortável e revitalizado a cada dia.

Algumas atividades são benéficas ao *tridosha*, como a jardinagem, que ajuda *vata* a estar em contato com a terra; *pitta* a planejar e criar condições para a produção do jardim; e *kapha*, por ter afinidade com a terra, a se beneficiar do trabalho físico. O ar fresco, além disso, traz suplemento de prana, proveitoso para todos os *doshas*.

A meditação, os exercícios de alongamento e a ioga são favoráveis ao *tridosha* por proporcionar equilíbrio físico e mental.

Independentemente do *dosha* dominante, o equilíbrio do *dosha* *vata* é fundamental, pois influencia diretamente *pitta* e *kapha*. Essa influência acontece porque *vata* é composto pelos elementos ar e éter, geradores dos outros elementos (fogo, água e terra), o que possibilita o movimento e a ação do surgimento do metabolismo de *pitta* e da estrutura de *kapha*. É também o *dosha* predominante no sistema nervoso.

PRÁTICAS DO BEM VIVER PARA TODOS OS *DOSHAS*

O CAMINHO NATURAL para o bem viver inicia-se com as verdadeiras funções do movimento, sentindo e compreendendo o que o corpo pede e necessita para estar em equilíbrio.

Começar por inspirar, profunda e demoradamente, e expirar o ar num esvaziar absoluto, num suspiro; valer-se dos bocejos de alívio e distensionamento de todos os músculos da respiração e da face; e espreguiçar, liberando os bloqueios e as tensões musculares, tudo isso são ferramentas simples e importantes para a manutenção da saúde e do bem-estar.

Espreguiçar, bocejar e suspirar são ações simples e prazerosas que devem ser reincorporadas ao cotidiano, resgatando a hegemonia inata a todo indivíduo, independentemente da sua constituição *dôshica*.

CAPÍTULO 8 **Ayurveda para a saúde**

Movimentos simples, automassagens e escovações associados ao *espreguiçar, bocejar* e *suspirar* podem ser praticados diariamente pela manhã ou no final do dia (horário *kapha*).

Preparação:

> procure um lugar tranquilo para realizar o exercício;
> harmonize sua respiração;
> realize os movimentos com suavidade;
> realize os movimentos coordenados com a respiração;
> respeite sempre os seus limites ao realizar exercícios.

TRATAKAS – O EXERCÍCIO PARA OS OLHOS

São exercícios realizados com os olhos que estimulam e desenvolvem diferentes partes do cérebro, resultando no aumento de lembranças, de percepções e de intuição. A sequência a seguir é válida para o destro. Para o canhoto, a direção dos movimentos deve ser invertida.

> **Olhar para cima e para a esquerda**: reforça lembranças da memória visual.
> **Olhar para baixo ou horizontalmente e para a esquerda**: reforça lembranças da memória auditiva.
> **Olhar para baixo e para a direita**: desenvolve o sentido cinestésico, emoções e sentimentos.
> **Olhar para cima e para a direita**: desenvolve a criação de novas expressões visuais.
> **Olhar horizontalmente para a direita**: desenvolve a criação de novas formas auditivas.
> **Olhar para a ponta do nariz**: desenvolve o olfato.
> **Olhar em direção à língua**: desenvolve a gustação.
> **Olhar entre as sobrancelhas**: desenvolve a intuição.

FIGURA 145 *Tratakas*.

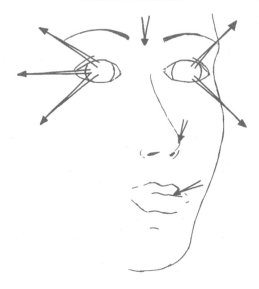

AUTOMASSAGEM E ESCOVAÇÕES

A massagem tem ação calmante sobre dois sistemas principais do organismo: o nervoso e o endócrino. Na ayurveda, a massagem deve ser matinal, usando uma fina camada de óleo aquecido sobre o corpo, antes do banho. *Vata* é o mais beneficiado por tal prática, que equilibra suas qualidades de frio e seco. O equilíbrio de *vata* pela manhã traz uma grande sensação de harmonia também aos doshas *pitta e kapha*.

O indivíduo *vata* sente menos ansiedade e fica menos disperso ao longo do dia quando se massageia regularmente.

A eficiência da massagem se dá por ser feita na pele, que contém centenas de nervos cutâneos ligados a todas as partes do corpo; e também por ela ser um grande produtor de hormônios endócrinos.

A automassagem, na ayurveda, é conhecida pelo nome de *abhyanga*. Pode também ser aplicada, como tratamento, por dois terapeutas, um de cada lado do corpo, de forma sincronizada e simultânea.

Uma adaptação da *abhyanga* é ainda utilizada para o cotidiano moderno. É uma automassagem mais curta, na qual se trabalham somente a cabeça e os pés.

CAPÍTULO 8 **Ayurveda para a saúde**

Abhyanga

A massagem completa dura de cinco a dez minutos. Os indianos fazem a massagem com o óleo aquecido, em temperatura um pouco acima da corporal. É recomendável que seja feita no banheiro, pois sempre respinga um pouco de óleo.

Manter uma camada fina do óleo sobre o corpo, após a massagem, é benéfico para tonificar a pele, equilibrar *vata* e ter os músculos aquecidos durante todo o dia. Sugere-se o banho com água morna e sabonete suave.

A sequência da massagem é:

1 Cabeça – coloque uma colher de óleo sobre o couro cabeludo e massageia-se vigorosamente com a palma das mãos, e não com os dedos, com movimentos circulares. Continue na direção da face e das orelhas, com movimentos mais suaves. Daí massageie as têmporas e a região posterior das orelhas (acalma especialmente o *dosha vata*).

2 Com um pouco mais de óleo, massageie o pescoço (anterior e posterior) e depois os ombros com a palma e os dedos das mãos.

3 Braços – proceda a uma massagem vigorosa com movimentos circulares nos ombros e cotovelos, e longos para cima e para baixo, no comprimento dos ossos.

4 Tronco – faça movimentos circulares, no sentido horário, não tão vigorosos, massageando tórax, abdome e baixo abdome.

5 Costas – massageie com movimentos para cima e para baixo, na medida do alcance das mãos.

6 Pernas – repita o mesmo processo usado nos braços.

7 Pés – massageie vigorosamente tanto a planta quanto os dedos dos pés.

CORPO E AYURVEDA

FIGURA 146 *Abhyanga* (Sequência de automassagem).

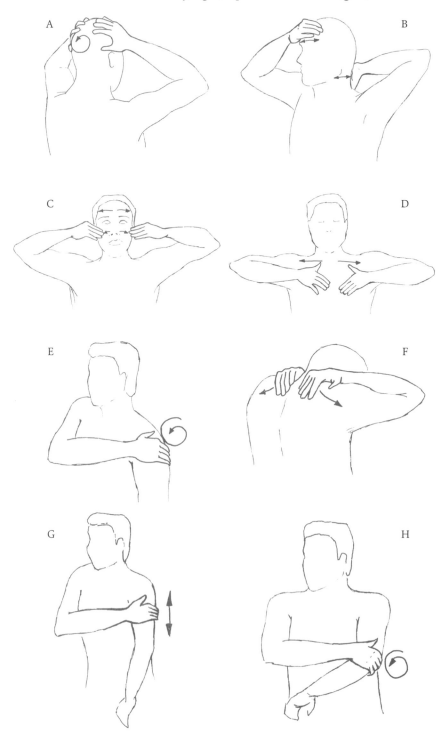

CAPÍTULO 8 **Ayurveda para a saúde**

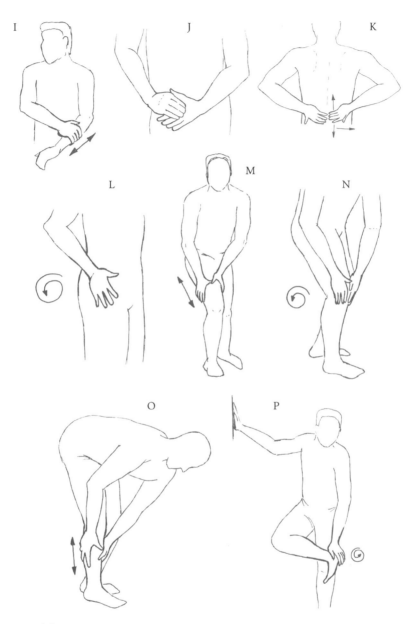

Mini-abhyanga

Se não dispuser de muito tempo, faça uma massagem curta, com duração de um a dois minutos.

Na *mini-abhyanga*, massageia-se só a cabeça e os pés. Duas colheres de óleo são suficientes.

1. Massageie o couro cabeludo com as palmas das mãos, fazendo movimentos circulares.
2. Massageie a testa com a palma da mão, indo de um lado para o outro.
3. Massageie a parte anterior e posterior do pescoço.
4. Massageie vigorosamente a planta e os dedos dos pés.

Ao terminar, sente-se e fique em silêncio por alguns segundos. Em seguida, tome banho normalmente.

A escovação

Fricções realizadas com escova, luva ou bucha vegetal estimulam a pele como na massagem. Devem ser feitas no sentido ascendente, de fora para dentro nos segmentos longos. Nas articulações e no abdome realizam-se movimentos circulares.

Em função do ritmo, da intensidade e da frequência das aplicações, a escovação beneficia mais um dosha do que outro.

Kapha é o dosha mais beneficiado pela escovação, que deve ser vigorosa, intensa e com ritmo acelerado. Para *vata*, deve ser mais ritmada e relaxante. Para a constituição *pitta*, de pele sensível e facilmente irritável, a escovação precisa ser moderada e aplicada de acordo com a aceitação do indivíduo.

PRÁTICAS DO BEM VIVER
PARA CADA *DOSHA*

VATA

A chave do equilíbrio do indivíduo *vata* é a regularidade. Quando ele a perde, passa a sentir inquietação, nervosismo e fadiga.

Vata pode se desequilibrar em função da qualidade e da intensidade dos estímulos sensoriais que recebe. Ao assistir à televisão, por exemplo, o excesso de estímulo visual e auditivo pode desencadear desequilíbrios que se manifestam física ou comportamentalmente.

CAPÍTULO 8 **Ayurveda para a saúde**

Para reorganizar seu cotidiano é importante para *vata* descansar bastante.

Numa atividade física ou mental intensa, deve fazer pausas frequentes com duração de cinco minutos. A ingestão de líquidos aquecidos durante o dia e banhos quentes e prolongados umidificam e aquecem *vata*, favorecendo casos de insônia e estimulando um sono reparador.

O maior desafio para o indivíduo *vata* é alcançar a regularidade e, acima de tudo, mantê-la. Para conquistar equilíbrio, esbarra na sua incapacidade de ser suficientemente concentrado nos seus afazeres cotidianos, pois se julga capaz de realizar, de forma frenética, várias atividades ao mesmo tempo.

Desacelerar e dar a si próprio um tempo de pensar e refletir em suas ações propicia o cumprimento de tudo que *vata* se propõe a fazer, sem fadiga ou exaustão.

No âmbito profissional, *vata* pode exercer a irregularidade, tornando-a produtiva. Em atividades profissionais ligadas à dança, artes cênicas e plásticas, literatura, publicidade, entre outras, *vata* expressa suas qualidades. Se essas gerarem intensas emoções e tensões entra em desequilíbrio e exaustão.

Em profissões que exijam interrupções constantes, comunicação excessiva, movimentos repetitivos e tomada de decisão ante inúmeras possibilidades, *vata* se perturba.

O ambiente de trabalho do indivíduo *vata* precisa ser amplo, com iluminação e ventilação natural, livre de corrente fria de ar e aconchegante. *Vata* deve evitar trabalhar em ambientes com ar condicionado, luz fria e barulho repetitivo; e também com atividades relacionadas a transporte, como piloto de avião, motorista de táxi e ônibus.

No lazer, *vata* prefere atividades ligadas à velocidade e ao movimento. Esportes que unam essas preferências à natureza, como windsurfe, vela, equitação, corrida em parques e banhos de cachoeira possibilitam a *vata* o contato com a água, terra e o calor, harmonizando-o. *Vata* deve reservar alguns momentos para atividades minuciosas, tranquilas, criativas, relaxantes, como trabalhos manuais, pintura, quebra-cabeças, construção de miniaturas.

Nas férias, *vata* é beneficiado quando desfruta de um local quente e úmido por alguns dias. Roteiros turísticos com mudanças frequentes de locais e experiências novas irritam *vata*.

PITTA

Para *pitta* a chave do seu equilíbrio é a moderação. De todos os *doshas* é o mais determinado, energético e desafiador. Enfrenta a vida abertamente e quanto mais difícil o desafio, melhor. Esse impulso interior é a causa de seus desequilíbrios.

O indivíduo *pitta* é organizado de maneira eficaz, segue planos com precisão, o que o ajuda a alcançar seus objetivos. Toda sua competência pode levá-lo a assumir excessiva carga de trabalho e responsabilidades. O *workaholic* é normalmente um indivíduo *pitta* em desequilíbrio, pois realiza seu trabalho com imenso prazer, julgando não necessitar de descanso.

Pitta tende, mesmo no lazer, buscar atividades de risco e competição. É raro encontrar um indivíduo *pitta* repousando sentado, observando o céu estrelado numa noite clara.

Para reorganizar seu cotidiano, *pitta* precisa reencontrar a sua ligação com a natureza e aflorar suas emoções ternas. Ele deve alternar seu trabalho com momentos de calma e mudança do seu foco de atenção. Deve estar atento para não estender o trabalho além do ambiente e do horário que lhe são atribuídos.

Pitta deve saber que o descanso é a fonte de energia dinâmica. Em desequilíbrio, tende a apresentar compulsão tanto no trabalho como na alimentação. Em relação ao trabalho, precisa moderar o ritmo e adotar descansos frequentes; no quesito alimentação, deve comer quantidades menores, várias vezes ao dia.

O resfriamento ajuda a neutralizar a atividade exagerada de *pitta*. Um banho morno, não prolongado, e a ingestão de líquidos frescos, não ácidos e de sabor adocicado o harmonizam.

Nas atividades profissionais ligadas à política, à educação, a cargos executivos, à cirurgia, ao direito e às finanças, entre outras, *pitta* expressa suas qualidades de eficiência, competência e determinação.

CAPÍTULO 8 **Ayurveda para a saúde**

Pitta exacerba em situações de frustração, interrupção e, também, quando perde o poder de decisão.

O ambiente de trabalho do indivíduo *pitta* deve ser amplo, frio, sem umidade e organizado. *Pitta* deve evitar trabalhar em ambientes com fonte de calor, como fundição, caldeirarias, numa cozinha em frente ao forno.

No lazer, prefere atividades ligadas à competição e a desafios mentais, mas deve evitar competições de confronto e luta, que aumentam sua agressividade.

Esportes como tiro ao alvo, xadrez, esgrima, futebol, *squash*, tênis, golfe, corrida de moto e cavalo são prazerosos e benéficos a *pitta*.

Nas férias, deve evitar o clima quente, dando preferência a locais frescos, perto da natureza, onde possa praticar atividades como esqui e canoagem. Seus roteiros turísticos são organizados e ele se frustra quando as coisas não ocorrem conforme o previsto.

KAPHA

A chave do equilíbrio do indivíduo *kapha* é o estímulo. Quando ele o perde, passa a um estado de dependência e de letargia.

Kapha pode se desequilibrar em função da passividade ante a rotina e a monotonia que ele mesmo cria no cotidiano. Para se equilibrar, necessita de novos estímulos, novas pessoas, situações inusitadas que demandem reações e respostas dinâmicas. Por ser muito resistente, *kapha* perde e adquire o equilíbrio vagarosamente. Apresenta uma digestão lenta que tende a acumular resíduos tóxicos, o *ama*, obstruindo o sistema e provocando eventualmente doenças.

Para se harmonizar, o indivíduo *kapha* precisa de uma vida variada e estimulante, não só quanto ao ambiente externo, mas também em relação a sua atitude interior. Assistir à televisão aumenta *kapha* em razão da natureza passiva dessa ocupação.

Para reorganizar seu cotidiano, *kapha* deve com frequência mudar suas atividades e sua rotina, numa busca constante de dinamismo e movimento. É aconselhável que realize suas tarefas rotineiras sempre de forma diferente, por exemplo, mudando os horários de higiene pessoal, os itinerários, o cardápio, entre outros.

O acolhimento, típica característica de *kapha*, pode ser propulsor na promoção de relações e movimento na sua vida social e íntima.

No âmbito profissional, *kapha* pode exercer suas qualidades de observador, conciliador, e contar com sua minúcia e paciência na realização de tarefas. As atividades profissionais que vão ao encontro dessas características são as ligadas a construção, administração, culinária, enfermagem, consultoria, artesanato e trabalhos manuais, entre outras.

O ambiente de trabalho do indivíduo *kapha* deve ser claro e receber luz solar, num espaço que o mantenha em contato com outras pessoas. Deve evitar ambientes frios, úmidos e isolados.

No lazer, prefere não praticar atividades físicas, aprecia observar e acompanhar seu desenvolvimento. Quando realiza um esporte prefere os de resistência, força e repetição, como musculação, halterofilismo, lutas, ginástica aeróbica, boxe, pesca, golfe, windsurfe, vôlei.

Kapha tem muito prazer em visitar museus, exposições, assistir a concertos, filmes, tomar sol, ler e tudo que se relacione a percepção, observação e apreciação da natureza, do belo e da arte.

Nas férias, é beneficiado quando desfruta de roteiros turísticos variados que lhe ofereçam um novo interesse a cada dia.

Este capítulo apresenta rotinas terapêuticas segundo a ayurveda.

PALAVRAS-CHAVE

Reestruturação do gesto e da postura
Exercícios terapêuticos e os doshas
Estilo de vida
Práticas do bem viver
Tratakas
Automassagem e escovação
Abhyanga/mini

CAPÍTULO 9
CASOS CLÍNICOS

MUITOS FORAM os casos de sucesso ao longo dos anos de utilização da ayurveda na nossa rotina de trabalho terapêutico. Selecionamos aqui apenas alguns, apresentados a seguir, que demonstram a abrangência da aplicabilidade do método de trabalho, incluindo também um programa realizado dentro de uma empresa multinacional.

CASO 1

A PACIENTE M. L., 43 anos, vítima de atropelamento, sofreu fraturas múltiplas de membros inferiores e foi submetida a várias cirurgias para fixá-las. Apesar de ter realizado tratamentos diversos (medicamentoso, fisioterápico e de acupuntura), apresentava como sequela edema residual persistente na região das panturrilhas, tornozelos e pés. Esse quadro trazia grande desconforto para a paciente, como dores, sensação de compressão, parestesia e claudicação durante a marcha.

Realizada a análise diagnóstica pelo corpo, foram constatados os desequilíbrios *dôshicos* e alterações de postura e movimento, e selecionou-se como conduta terapêutica a massagem ayurvédica. Ao longo do tratamento verificou-se a melhora progressiva no volume do edema e, consequentemente, nas demais queixas. Ao final de dez sessões, a paciente não apresentava sintomas devido à eliminação completa do edema. O tratamento foi continuado com fisioterapia motora/postural, sempre orientado para o equilíbrio *dôshico*. Após dois meses de trabalho, configurou-se a remissão completa do quadro e a paciente pôde voltar a sua rotina de vida normal, recuperando a autoestima.

CASO 2

I. M., 36 ANOS, sexo feminino, foi avaliada segundo a análise diagnóstica pelo corpo – com acompanhamento fotográfico – para realização de massagem ayurvédica. Foi submetida a tratamento por Reeducação Postural Global (RPG) para melhora postural. Após seis meses com

CAPÍTULO 9 **Casos clínicos**

bons resultados, I. M. ainda relatava a presença persistente de dor interescapular e da corcova de bisão (proeminência da transição cervico-dorsal com presença de coxim gorduroso). Iniciou-se a massagem ayurvédica e após seis sessões semanais surgiu o primeiro resultado: alívio completo da dor interescapular. Após quatro meses de massagem ayurvédica foi realizado novo acompanhamento fotográfico e nova análise do comportamento postural, constatando a significativa melhora no aspecto da corcova de bisão devido à reorganização da curva cervical, à recolocação do eixo postural e harmonização da cintura escapular. A paciente realiza sessões de massagem ayurvédica para seu bem-estar e segue a orientação de condutas para saúde do corpo, proposta em conformidade com a ayurveda (atividade física, rotina de alongamentos e respiração, uso de aromas e automassagem) para manter o equilíbrio *dôshico*.

CASO 3

Dentro de um programa de qualidade de vida de uma empresa da área química, foi aplicada a um grupo de 298 funcionários a análise diagnóstica pelo corpo. O objetivo era levantar a incidência de queixas, com foco no sistema musculoesquelético (Quadros I e II), e o perfil *dôshico* de cada funcionário para a orientação de condutas para a saúde do corpo. Posteriormente, almejava-se a criação de oficinas de sensibilização corporal.

As oficinas eram semanais, elaboradas com base nos fundamentos ayurvédicos e de acordo com as queixas relatadas durante as análises individuais, as quais eram compostas de exercícios proprioceptivos, respiratórios, de organização de movimento, alongamentos de cadeias musculares, automassagens e relaxamento associado ao uso de aromas.

Esse programa durou dois anos; por meio de reavaliações constatou-se uma melhora média de 72% das queixas iniciais.

Quadro 1
Incidência das patologias

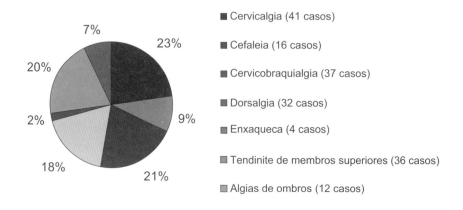

- Cervicalgia (41 casos)
- Cefaleia (16 casos)
- Cervicobraquialgia (37 casos)
- Dorsalgia (32 casos)
- Enxaqueca (4 casos)
- Tendinite de membros superiores (36 casos)
- Algias de ombros (12 casos)

Quadro 2
Incidência das patologias

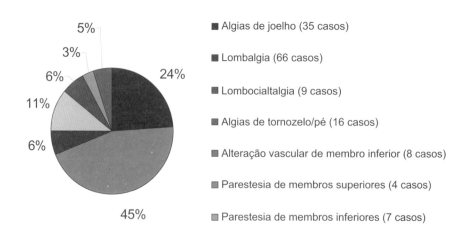

- Algias de joelho (35 casos)
- Lombalgia (66 casos)
- Lombocialtalgia (9 casos)
- Algias de tornozelo/pé (16 casos)
- Alteração vascular de membro inferior (8 casos)
- Parestesia de membros superiores (4 casos)
- Parestesia de membros inferiores (7 casos)

CASO 4

M. B., 42 ANOS, sexo masculino, foi avaliado segundo a análise diagnóstica pelo corpo com acompanhamento fotográfico, apresentando quadro de cervicalgia e dorsalgia associado a aspecto comportamental ansioso e inseguro. *Prakriti*: *pitta-vata* e *vikriti*: *vatta-kapha*.

CAPÍTULO 9 **Casos clínicos**

O paciente foi submetido a tratamento por RPG para melhora postural e liberação miofascial. Além da realização de um protocolo terapêutico, foi aplicada segundo seu *vikriti* a orientação ayurvédica para reequilibração do seu *prakriti*.

> **A ORIENTAÇÃO AYURVÉDICA** tem como finalidade deixar o indivíduo preparado para o melhor desenvolvimento das terapêuticas corporais. Posteriormente ela pode ser adotada como rotina para a manutenção da saúde. A utilização dessa orientação proporciona um importante diferencial no resultado terapêutico.

A orientação a seguir foi aplicada durante o tratamento por seis meses. Findo esse período, houve a remissão dos sintomas e se sugeriu a adoção de tal orientação como rotina.

ORIENTAÇÃO AYURVÉDICA PARA M. B.

Aromas

Dar preferência ao uso de aromas frios, ácidos e doces (lavanda, menta, sândalo, canela, laranja, camomila, erva-doce).
Sugestão de aplicação:

> colocar uma gota de essência de camomila ou de lavanda no travesseiro ao deitar;
> aplicar algumas gotas de laranja, menta ou canela nos azulejos à sua frente, durante o banho.

Cores

Utilizar no ambiente, na decoração, na vestimenta e nos acessórios em tons de verde, azul, violeta, alaranjados e tons terra. Durante exercícios de meditação, relaxamento e respiração visualizar as cores indicadas. Evitar tons pastéis, vermelho e preto.

Sons

Aprecie, sempre que possível, durante o trabalho, no momento de relaxamento e ao dirigir: sons rítmicos, relaxantes e sons da natureza (água, vento).

Atividades físicas

> Espreguiçar, bocejar e suspirar várias vezes ao dia.
> Caminhadas, corrida, musculação leve, de preferência ao ar livre, pela manhã (das 6h às 10h). Em seguida, ducha fria ou morna, hidromassagem ou natação.
> Ioga ou dança de salão.

Exercícios respiratórios

> Respiração em tempos (inspirar em quatro tempos e expirar em oito tempos).
> Respiração refrescante (vide o Capítulo 8, "Respiração para o *dosha pitta*").

Automassagem

> *Abhyanga* ou mini, antes do banho (vide o Capítulo 8, "Automassagem")
> Pela manhã, passar bolinha de tênis ou bambu nos pés. Percussão sobre os calcanhares.
> Antes de deitar, massagear ou escovar a planta dos pés.

CASO 5

A. R., 43 ANOS, sexo feminino. *Prakriti: vata-pitta.* Com diagnóstico médico de condromalácia retropatelar bilateral e cervicalgia, foi avaliada segundo a análise diagnóstica pelo corpo. Atleta, praticante de maratona, a paciente foi afastada dos treinos devido ao quadro doloroso e limitante. Submeteu-se a tratamento por cinesioterapia, analgesia e liberação miofascial.

Foi também orientada a realizar escalda-pés, seguido de massagens na região abaixo dos joelhos com óleo de arnica, diariamente. O aquecimento e a umidificação das extremidades dos membros inferiores foi fundamental para o equilíbrio do seu *prakriti*. Essa prática foi adotada como rotina diária.

Após quatro meses de tratamento, o quadro doloroso e musculoarticular teve melhora significativa, proporcionando o retorno aos treinamentos.

Segundo seu *prakriti*, orientou-se nova planilha de treinamento de corrida e de trabalho muscular, dando maior ênfase ao alongamento em detrimento do trabalho de hipertrofia muscular. Vale ressaltar que depois da adoção dessa nova rotina sua musculatura se tornou mais definida e resistente.

Durante a corrida, foi orientado o uso de óleo de menta no ponto *marma hridaya* (vide Capítulo 6), o que incrementou os resultados.

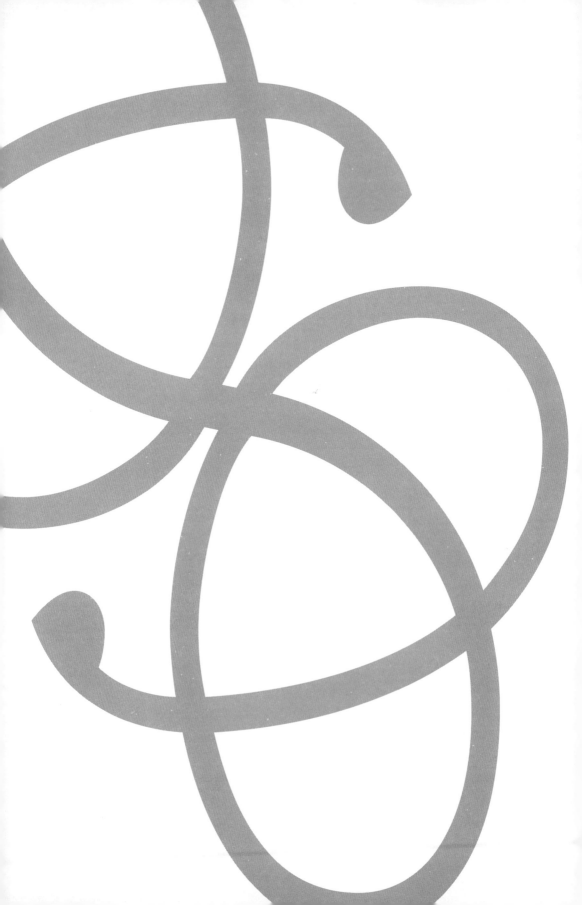

REFERÊNCIAS
BIBLIOGRÁFICAS

AL-CHAMALI, Gabriella Cella. *Ayurveda e salute*. Roma: Fabbri Editori, 2003.

BIENFAIT, Marcel. *Os desequilíbrios estáticos*. São Paulo: Summus, 1995.

_____. *Fáscias e pompages – Estudo e tratamento do esqueleto fibroso*. São Paulo: Summus, 1999.

_____. *Fisiologia da terapia manual*. São Paulo: Summus, 2000.

BONTEMPO, Márcio. *Medicina oriental. Guia prático de medicina natural*. São Paulo: Nova Cultural, 1992.

_____. *Sabedoria popular. Guia prático de medicina natural*. São Paulo: Nova Cultural, 1992.

_____. *Plantas medicinais. Guia prático de medicina natural*. São Paulo: Nova Cultural, 1992.

_____. *Alimentação. Guia prático de medicina natural*. São Paulo: Nova Cultural, 1992.

BRENNAN, Bárbara Ann. *Mãos de luz*. São Paulo: Pensamento, 1983.

CHOPRA, Deepak. *Saúde perfeita*. Rio de Janeiro: Best Seller, 1991.

CHOPRA, Arvind; DOIPHODE, Vijay. "Ayurvedic medicine. Complementary and alternative medicine". *Medical Clinics of North America*, v. 86, jan. 2002.

DE LUCCA, Márcia. *Apostila do curso "A magia da cura"*. Ciyma – Centro Integrado de Yôga, Meditação e Ayurveda, 1998.

DURANT, Will. *História da civilização. Nossa herança oriental*. São Paulo: Cia Editora Nacional, 1957. Tomo 3º.

EDDE, Gerard. *A medicina ayurvédica*. São Paulo: Ibrasa, 1993.

FRAWLEY, Dadiv; RANADE, Subhash; LELE, Avinashe. *Secrets of marma – The lost secrets of Ayurveda*. 2. ed. Delhi: Chaukhamba Sanskrit Pratishthan, 2002.

GUYTON, Arthur C. *Fisiologia humana*. Rio de Janeiro: Interamericana, 1974.

KARAGULLA, M.D; SHAFICA; KUNZ, Dora Van Gelder. *Os chackras e os campos de energia humanos*. São Paulo: Pensamento,1989.

LAD, Vassant. *Ayurveda – La ciencia de curarse uno mismo*. Cidade do México: Editorial Pax, 1992.

LAVABRE, Marcel. *Aromaterapia: a cura pelos óleos essenciais*. Rio de Janeiro: Nova Era, 1992.

MACHADO, Angelo. *Neuroanatomia funcional*. São Paulo: Atheneu, 1985.

MARINO, Maria Inês. *Apostila do curso "Abordagem holística em fisioterapia"*, 1992.

MARINO, Maria Inês; DAMBRY, Walkyria. *Apostila do curso "Massagem ayurvédica"*, 2003.

_____. *Aryuveda – O caminho da saúde*. 2. ed. São Paulo: Gaia, 2009.

MORRISON, Judith H. *Le livre de l'ayurveda – Le guide personnel du bien-être*. Paris: Le Courrier du Livre, 1995.

REDDY, Bokkulla. "Medicina tradicional indiana – o portal do rejuvenescimento". *O mundo da saúde*. São Paulo, ano 24, n.º 6, nov.-dez. 2000.

SAMPAIO, Sebastião; RIVITTI, Evandro A.; CASTRO, Raymundo. *Dermatologia básica*. 3. ed. Porto Alegre: Artes Médicas, 1987.

VALNET, J. *Aromathérapie*. Paris: Maloine Editeur, 1973.

VINÃS, Frederic. *Hidroterapia – La curación por el agua*. Cidade do México: Integral, 1979.

Leia também

GESTOS DE CUIDADO, GESTOS DE AMOR
Orientações sobre o desenvolvimento do bebê
André Trindade

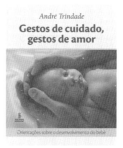

Cuidar de um bebê demanda mais que amor e instinto: exige precisão. Este livro encantador ensina pais, mães, professores e cuidadores em geral a lidar com bebês de maneira correta nas mais diversas situações: o banho, a amamentação, a massagem, o sono e muito mais. Belamente ilustrado e impresso em 4 cores, aborda ainda o desenvolvimento motor e cerebral das crianças desde o nascimento até os 3 anos.
REF. 10378   ISBN 978-85-323-0378-3

LU Z NA VIDA
A jornada da ioga para a totalidade, a paz interior e a liberdade suprema
B. K. S. Iyengar

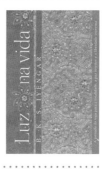

Considerado o maior mestre de hata-ioga do planeta, o autor criou um método que permite a todos – inclusive idosos, portadores de deficiências ou de doenças crônicas – praticar ioga e recuperar ou aprimorar a saúde. Usando de sabedoria, simplicidade e experiência, ele mostra como atingir a paz interior e a qualidade de vida por meio da ação, da reflexão e do autoconhecimento.
REF. 10356   ISBN 978-85-323-0356-1

A BIOMEC ÂNICA DA COORDENAÇ ÃO MOTORA
Angela Santos

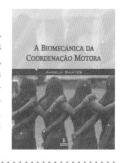

Análise detalhada dos aspectos biomecânicos da coordenação motora, apresentando conceitos fisiológicos e anatômicos desenvolvidos pela autora. Defensora de uma "escola" de movimento natural em fisioterapia, ela propõe o estudo das funções normais como fonte de conhecimento para todos os profissionais que se ocupam do movimento.
REF. 10772   ISBN 85-323-0772-8

DIAGNÓSTICO CLÍNICO POSTURAL
Um guia prático – Edição revista
Angela Santos

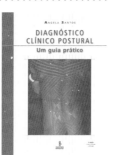

Um bom diagnóstico é fundamental para definir procedimentos que envolvam a postura do ser humano. Lançando mão da biomecânica, da osteopatia e de técnicas fisioterápicas, a autora apresenta uma linguagem diagnóstica única para os diversos ramos profissionais que lidam com o movimento humano, suas patologias, expressões e desenvolvimento.
REF. 10782   ISBN 978-85-323-0782-8

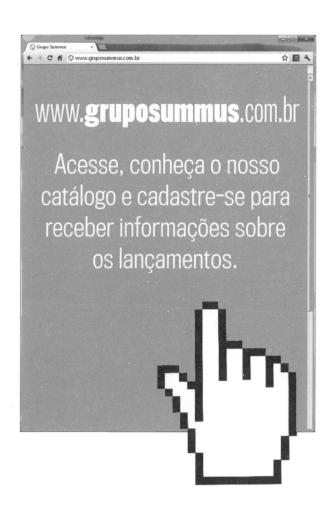

www.gruposummus.com.br

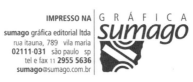

IMPRESSO NA
sumago gráfica editorial ltda
rua itauna, 789   vila maria
02111-031   são paulo   sp
tel e fax 11 **2955 5636**
sumago@sumago.com.br